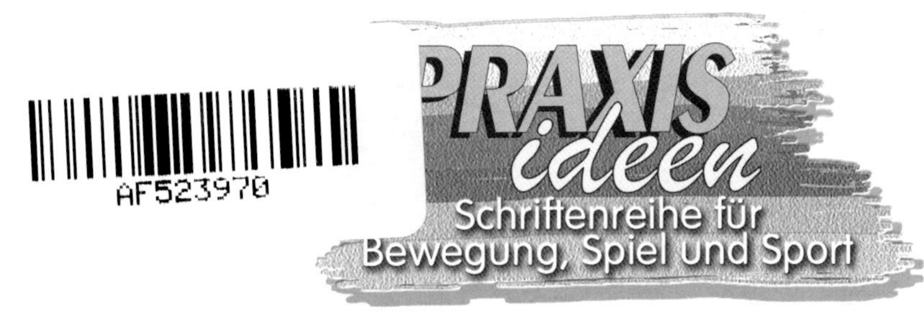

Bewegungskompetenzen

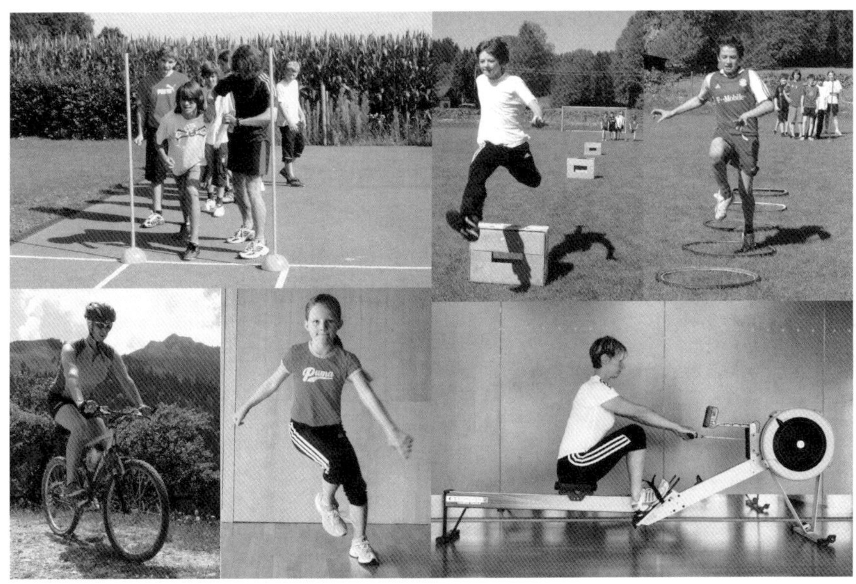

Fitnessorientiertes Ausdauertraining

Abwechslungsreich und individuell

Florian Reim

hofmann.

Bibliografische Information der Deutschen Nationalbibliothek
Die Deutsche Nationalbibliothek verzeichnet diese Publikation in der Deutschen Nationalbibliografie; detaillierte bibliografische Daten sind im Internet über http://dnb.d-nb.de abrufbar.

Bestellnummer 0401

Erschienen als Band 40
der PRAXISIDEEN – Schriftenreihe für Bewegung, Spiel und Sport.

Illustrationen: Katharina Hesse, Metzingen

Fotos: Florian Reim

Grafik, Layout und Satz: consekwent, konzepte für print und web.

Druck und Verarbeitung: Druckerei Djurcic, 73614 Schorndorf
Printed in Germany · ISBN 978-3-7780-0401-2

INHALT

Kapitel

1

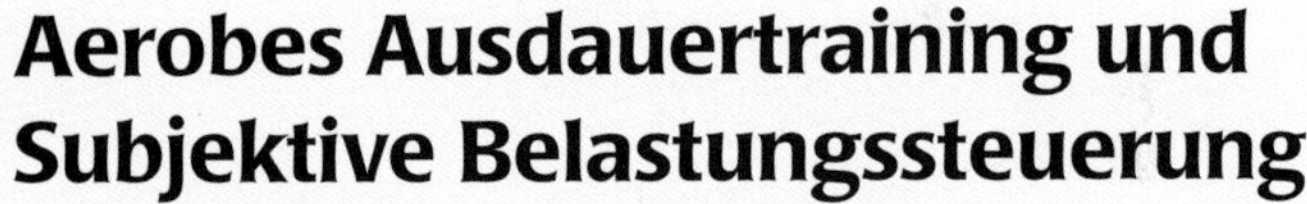

Aerobes Ausdauertraining und Subjektive Belastungssteuerung

Einführung

Grundlagen zur aeroben Ausdauer

Das eigene Gefühl ist der beste Trainer

- Die zwei Seiten der Beanspruchung
- Die 7-stufige Schätzskala als Steuermittel im Ausdauersport
- Die Vorteile des Subjektiven Belastungsempfindens

Die Zielbelastung: Ausdauertraining im Wohlfühlbereich

- Trainingsintensität: Mit dem Steuermix ins Ziel
- Trainingsdauer: Die Länge zählt
- Trainingshäufigkeit: Mut zur Pause
- Trainingsinhalt: Abwechslung bringt neue Reize

Einführung

Wer wünscht es sich nicht, eine höhere Leistungsfähigkeit in Sport und Alltag zu erzielen, Gesundheit und Wohlbefinden zu steigern oder eine schlanke und sportliche Figur zu besitzen? Um diese Fitnessziele effektiv zu erreichen und die Freude am Training nicht zu verlieren, benötigt man ein richtig dosiertes Ausdauertraining, das auf die individuellen Bedürfnisse jedes Einzelnen abgestimmt ist, denn:

Effekte von Ausdauertraining

- Ausdauertraining verbessert und erhält die Gesundheit, was eine deutlich höhere Lebenserwartung von Ausdauersportlern belegt.
- Ausdauertraining wirkt entspannend, steigert Wohlbefinden und Stimmung und erhöht die Stresstoleranz.
- Ausdauertraining verbessert die Leistung in speziellen Ausdauersportarten, stellt eine Basisfähigkeit für alle Sportarten dar und erhöht die Leistungsfähigkeit im Alltag.
- Ausdauertraining ermöglicht eine vernünftige Gewichtsreduktion über gezielte Fettverbrennung.

Abwechslung setzt neue Reize

Durch eine *vielseitige* und *abwechslungsreiche Trainingsgestaltung* erhöht man zudem Motivation und Spaß im Training und wirkt durch immer neue und vielfältige Reize einer einseitigen Beanspruchung des Bewegungssystems entgegen. Ein variantenreiches Training kann zum einen über verschiedene Sportarten im Outdoor-Bereich und unterschiedliche Cardiogeräte im Indoor-Bereich und zum anderen durch den Einsatz unterschiedlicher Methoden gewährleistet werden. Im Kinder- und Jugendbereich bieten sich abwechslungsreiche Organisations- und Spielformen an.

Individuelle Trainingsbelastung

Eine entscheidende Voraussetzung muss aber immer erfüllt sein, um die positiven Effekte von Ausdauertraining nutzen zu können: Die Trainingsbelastung muss an die *individuellen Voraussetzungen* des Trainierenden angepasst werden! Und daraus ergeben sich in der Praxis für den einzelnen Sportler bzw. für den Trainer oder Lehrer meist große Probleme, besonders wenn das Training durch einen Wechsel der Sportarten abwechslungsreich gestaltet werden soll: Gängige Faustformeln über den Puls werden der Individualität des Sportlers oft nicht gerecht, weil die optimale Trainingsherzfrequenz zwischen einzelnen

Probleme der Intensitätssteuerung

Personen stark variieren kann. Selbst über eine Leistungsdiagnostik ermittelte Vorgaben können nicht problemlos von einer Sportart auf die andere übertragen werden, da unterschiedliche Belastungsformen den

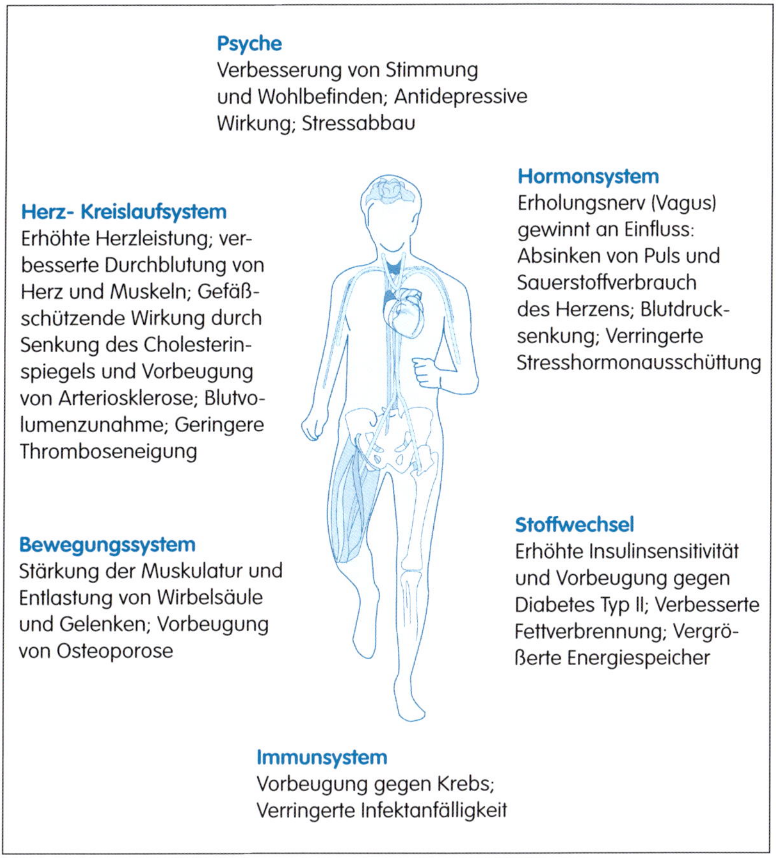

Psyche
Verbesserung von Stimmung und Wohlbefinden; Antidepressive Wirkung; Stressabbau

Herz- Kreislaufsystem
Erhöhte Herzleistung; verbesserte Durchblutung von Herz und Muskeln; Gefäßschützende Wirkung durch Senkung des Cholesterinspiegels und Vorbeugung von Arteriosklerose; Blutvolumenzunahme; Geringere Thromboseneigung

Hormonsystem
Erholungsnerv (Vagus) gewinnt an Einfluss: Absinken von Puls und Sauerstoffverbrauch des Herzens; Blutdrucksenkung; Verringerte Stresshormonausschüttung

Bewegungssystem
Stärkung der Muskulatur und Entlastung von Wirbelsäule und Gelenken; Vorbeugung von Osteoporose

Stoffwechsel
Erhöhte Insulinsensitivität und Vorbeugung gegen Diabetes Typ II; Verbesserte Fettverbrennung; Vergrößerte Energiespeicher

Immunsystem
Vorbeugung gegen Krebs; Verringerte Infektanfälligkeit

Abb. 1: Positive Effekte von Ausdauertraining

Sportler unterschiedlich beanspruchen. Außerdem führen einheitliche Vorgaben im Ausdauertraining mit Gruppen immer zu einer Unter- und Überforderung Einzelner.

Lösung: Subjektive Belastungssteuerung

Eine Lösung für diese Probleme liefert das *Subjektive Belastungsempfinden*, weil es eine individuelle Trainingssteuerung und -organisation in Abhängigkeit der persönlichen Voraussetzungen des Trainierenden und der jeweiligen Ausdauersportart ermöglicht. Das Subjektive Belastungsempfinden als mehrdimensionales Konzept beruht auf den Wahrnehmungen des Sportlers und vereinigt die Informationen, welche die verschiedenen Systeme des Körpers liefern. Eine Fülle wissenschaftlicher Untersuchungen kann die Effektivität subjektiver Belastungssteuerung im Ausdauertraining belegen. Allerdings fehlen bislang Veröffentlichungen zur praktischen Umsetzung im täglichen Fitnesstraining. Das Buch soll diese Lücke schließen und auf anschauliche Weise zeigen, wie sich das *eigene Gefühl* – ergänzt durch die *Herzfrequenz* – ideal als Steuermittel für alle Ausdauersportarten einsetzen lässt: Das Subjektive Belastungsempfinden stellt die Führungsgröße dar, die Herzfrequenz dient der Absicherung. Dieser zweidimensionale *Steuermix* wird dem Sportler in seiner Individualität absolut gerecht.

Grundlagen zur aeroben Ausdauer

Ausdauer = Ermüdungswiderstandsfähigkeit + schnelle Regenerationsfähigkeit

Eine Moutainbike-Tour oder ein Skiwochenende können Sie nur dann richtig genießen, wenn Sie über ein gewisses Maß an *Ausdauer* verfügen. Diese befähigt Sie zum einen, einer Ermüdung längere Zeit zu widerstehen und zum anderen, nach dem Training schneller zu regenerieren. Dazu müssen die arbeitenden Muskeln während der Belastung ununterbrochen mit Energie versorgt und in der Pause die Speicher wieder aufgefüllt werden. Unser Körper kann die erforderliche Energie bei Ausdauerbelastungen auf unterschiedliche Art und Weise produzieren: Entweder über die Verbrennung von Sauerstoff, also *aerob,* oder ohne Sauerstoff, also *anaerob*. Die anaerobe Variante ist allerdings recht unökonomisch, geht mit unangenehmen Empfindungen einher, man ermüdet schnell, belastet das Herz-Kreislaufsystem übermäßig hoch und schüttet außerdem viele Stresshormone aus. Deshalb sollte im gesundheitsorientierten Fitnesssport in erster Linie die aerobe Energiebereitstellung genutzt werden, da neben einer Verbesserung der Ausdauer große Effekte auf die Gesundheit erzielt werden können und zudem die Fettverbrennung in verstärktem Maße genutzt wird.

Positive Effekte aerober Ausdauer

Damit die Energie bei Ausdauerbelastungen überwiegend aerob zur Verfügung gestellt werden kann, muss unser Organismus in der Lage sein, ausreichend Sauerstoff zu den aktiven Zellen der Beine und Arme zu transportieren, um ihn dort in den Mitochondrien effektiv für die Energieproduktion verwenden zu können. Für den Sauerstofftransport benötigt der Körper eine funktionsfähige Beladestation (Lunge), einen leistungsstarken Motor (Herz), gut ausgebaute Transportwege (Gefäßsystem) und viele Transportmittel (Blut): Man spricht von den *zentralen Größen* der Ausdauer. Die Muskelzellen müssen über große und viele Kraftwerke der aeroben Energiebereitstellung (Mitochondrien), über große Energievorräte (Glykogen) und effektive Wirkstoffe (Enzyme) in ausreichender Menge verfügen, um den ankommenden Sauerstoff schnell verarbeiten zu können: Man spricht von den *lokalen Größen* der Ausdauer. Eine gute Ausdauerleistungsfähigkeit basiert

Zentrale und lokale Einflussgrößen

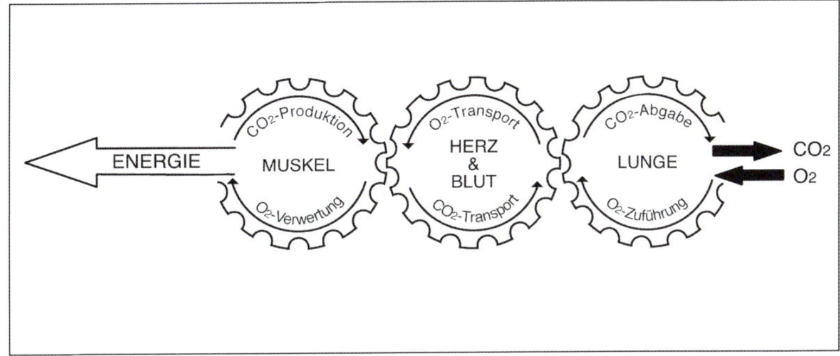

Abb. 2: Stark vereinfachte schematische Darstellung der Faktoren der maximalen Sauerstoffaufnahme (nach Wasserman et al., 1999)

zum einen auf einem hohen Funktionsniveau der zentralen und lokalen Größen und zum anderen auf deren optimal abgestimmtes Zusammenspiel. Je größer die Transportfähigkeit von Herz-Kreislaufsystem und Blut für Sauerstoff ist, desto mehr kann zu den Muskelzellen befördert werden, und je mehr Sauerstoff dort verbrannt bzw. in den Muskeln „abgeladen“ wird, desto mehr kann dann in der Lunge wieder „aufgeladen“ werden, weil viel Ladekapazität frei geworden ist. Die Menge an Sauerstoff, die unser Körper pro Minute maximal aufzunehmen bzw. zu verbrennen vermag, wird als *Maximale Sauerstoffaufnahme (VO_2max)* bezeichnet.

Maximale Sauerstoffaufnahme

Die Maximale Sauerstoffaufnahme (VO_2max) stellt die entscheidende Größe für die aerobe Ausdauerleistungsfähigkeit dar und ist von der Leistungsfähigkeit und dem Zusammenspiel der

- *sauerstoff-zuführenden (Atmung),*
- *sauerstoff-transportierenden (Blut, Herz, Gefäßsystem) und*
- *sauerstoff-verwertenden (spezifische Muskelzellen)*

Systeme abhängig (Zintl, 1994).

Systeme der Energiebereitstellung

Wie in Abb. 2 zu erkennen ist, wird die Bewegungsenergie in den Muskeln produziert. Bei Ausdauerbelastungen greift unser Körper dabei im Wesentlichen auf drei Energiebereitstellungsprozesse zurück:

- aerob über Fette → mit Sauerstoff
- aerob über Glukose → mit Sauerstoff
- anaerob (-laktazid) über Glukose → ohne Sauerstoff

Unser Körper ist in der Lage, je nach geforderter Intensität und Dauer, das optimale Energiegemisch zusammenzustellen, indem er die ver-

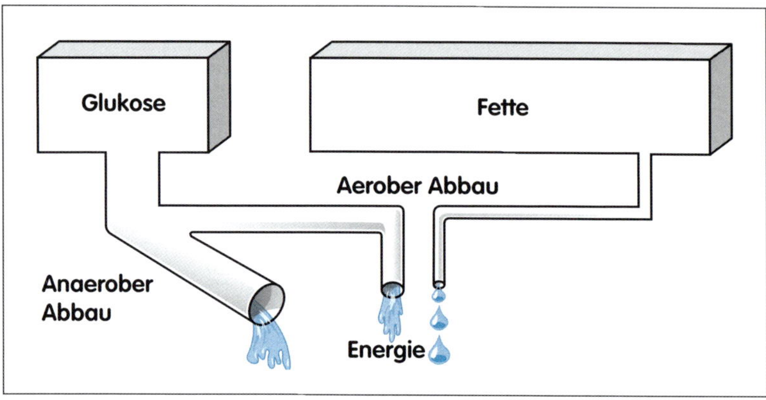

Abb. 3: Modellhafte Darstellung unterschiedlicher Energiespeicher und -flussraten

schiedenen Energiebereitstellungssysteme in unterschiedlichem Verhältnis möglichst ökonomisch einsetzt. Die Energielieferanten unterscheiden sich nämlich zum einen durch ihre *Speichergröße* und zum anderen durch ihre *Energieflussrate* (vgl. Abb. 3). Die Energieflussrate gibt Auskunft darüber, wie viel Energie das jeweilige System pro Zeit produzieren kann. Je höher der Energiebedarf ist, desto weniger können aerobe Prozesse genutzt werden, da der Stoffwechsel über Sauerstoff mehr Zeit benötigt und somit weniger Energie pro Zeit fließen kann. Großen Einfluss auf den Anteil des jeweiligen Systems hat auch der Trainingszustand. Je besser die Ausdauer eines Sportlers ist, desto mehr Sauerstoff kann er pro Zeiteinheit zum Muskel transportieren, wodurch es ihm ermöglicht wird, bei höherer Intensität den aeroben Stoffwechsel stärker in Anspruch zu nehmen als ein schlecht Trainierter.

Aerobe Energiebereitstellung über Fette

Aerob über Fette

Wenn Tempo keine Rolle spielt, man aber lange durchhalten muss, sind Fette, die *lediglich aerob* verbrannt werden können, der entscheidende Energieträger. Allerdings benötigt der Fettstoffwechsel sehr viel Sauerstoff, was in einer relativ geringen Energieflussrate resultiert. Dafür kann durch ein Fettmolekül enorm viel Energie gewonnen werden, womit die Fettverbrennung die ökonomischste Art der Energieproduktion und ein schier unerschöpfliches Energiereservoir darstellt (Zintl, 1994). Deshalb verbrennt man auch bei maximaler Inanspruchnahme des Lipidstoffwechsels lediglich ein halbes Gramm Fett pro Minute (Jeukendrup, 2005). Zum Abnehmen werden also Geduld und lange Trainingseinheiten benötigt.

Aerob über Glukose

Aerobe Energiebereitstellung über Glukose
Wird die Intensität erhöht, müssen neben den Fetten auch verstärkt Kohlenhydrate (Glukose) herangezogen werden, da deren Abbau weniger Sauerstoff benötigt und pro Zeiteinheit ca. *doppelt soviel Energie* liefert. Unser Körper speichert Glukose in Form von Glykogen in der Muskelzelle und in der Leber. Über das Blut werden dann die jeweiligen Zellen mit Glukose versorgt, wenn der lokale Speicher zu Neige geht. Deswegen muss ein konstanter Blutzuckerspiegel jederzeit den Bedarf der Zellen sichern. Ist dies nicht gegeben, gerät man in die Unterzuckerung (Hungerast). Man fühlt sich völlig kraftlos, Arme und Beine zittern und es können sogar Übelkeit und Schwindel dazu kommen, wenn man nicht rasch etwas Zuckerhaltiges (Brötchen, Cola, Kuchen) zu sich nimmt, das schnell ins Blut übergeht. Die Glykogen-Speicherkapazität des Körpers ist zwar recht begrenzt, lässt sich aber durch Training vergrößern, so dass wir in Abhängigkeit des Trainingszustandes und der Trainingsintensität zwischen 40 und 90 min recht hohe Leistungen erbringen können, bis die Speicher nahezu entleert sind.

Anaerob über Glukose

Anaerob-laktazide Energiebereitstellung über Glukose
Bei einer weiteren Intensitätserhöhung reichen ab einer bestimmten Grenze aerobe Prozesse nicht mehr aus, um den Energiebedarf pro Zeit zu decken. Der Muskel benötigt also mehr Sauerstoff, als antransportiert werden kann. Ab dieser so genannten *aeroben Schwelle* muss auch anaerob gearbeitet werden. Anaerob kann allerdings nur die Glukose abgebaut werden.

Aerobe Schwelle

Die aerobe Schwelle stellt die höchstmögliche Intensität dar, bei der die Energie fast ausschließlich aerob bereitgestellt werden kann.

Im Gegensatz zur aeroben Variante ist dies zwar äußerst unökonomisch (aerob gewinnt man 10-mal mehr Energie), liefert aber äußerst schnell Energie, genauer gesagt doppelt soviel pro Zeiteinheit, weil auf weitere komplizierte Abbauprozesse verzichtet wird. Man spricht vom anaerob-laktaziden Stoffwechsel, da beim anaeroben Abbau der Glukose neben Wasserstoffprotonen auch Laktat anfällt. Je intensiver die Belastung und dementsprechend die Inanspruchnahme des *anaerob-laktaziden* Stoffwechsels ist, desto mehr Wasserstoffprotonen werden produziert und die Säuerung des Muskels nimmt zu. Die anfallenden Wasserstoffprotonen werden zwar so schnell wie möglich aus der Zelle ins Blut befördert und abgebaut, doch die Tilgungsrate ist begrenzt und je mehr produziert werden, desto schneller ist der Punkt erreicht, an dem die Produktionsrate die Eliminationsrate übertrifft. Wird diese *anaerobe Schwelle* überschritten, kommt es schnell zu einer Anhäufung der Ermüdungsstoffe, der Muskel übersäuert und schmerzt, was meist einen Belastungsabbruch oder zumindest eine Temporeduzierung zur Folge hat.

Anaerobe Schwelle

Die anaerobe Schwelle stellt die höchstmögliche Intensität dar, bei der sich Laktatproduktion und Laktatabbau gerade noch die Waage halten (= Maximales Laktat-steady-state).

In diesem Zusammenhang muss mit der weit verbreiteten Fehlmeinung aufgeräumt werden, das *Laktat* würde zur Übersäuerung führen: Laktat hat keinerlei säuernde Wirkung! Es wird nur deswegen als Kennziffer für die anaerobe Schwelle herangezogen, weil man darüber recht genau den anaeroben Anteil an der Energiebereitstellung ableiten kann und das Laktat leicht über das Blut gemessen werden kann.

Zusammenfassung

- Die aerobe Ausdauer hat eine zentrale Bedeutung für Fitness, Gesundheit und Fettverbrennung.
- Die aerobe Ausdauerleistungsfähigkeit lässt sich über die maximale Sauerstoffaufnahme und die anaerobe Schwelle bestimmen.
- Die aerobe Ausdauer beruht auf dem Zusammenspiel zentraler und lokaler Größen: Je mehr Sauerstoff pro Zeit zur Zelle transportiert wird und je besser die aeroben Stoffwechselprozesse funktionieren, desto mehr Fette können verbrannt und Glykogenspeicher geschont werden, wodurch man intensiver trainieren kann bis anaerobe Prozesse zugeschaltet werden müssen.

Das eigene Gefühl ist der beste Trainer

Signale aus dem Körper nutzen

Der Gewinner des „Ironman"-Triathlon auf Hawaii im Jahr 2005, Faris Al-Sultan aus München, verzichtet im Wettkampf auf eine Pulsuhr und vertraut seinem persönlichen subjektiven Empfinden, um seine Intensität optimal zu steuern. Leistungssportler im Ausdauersport kennen ihren Körper durch das tägliche Training genau und können Belastungen deshalb gut einschätzen. Aber auch Freizeit- bzw. Fitnesssportler mit weniger Körpererfahrung können das *Subjektive Belastungsempfinden* relativ leicht für ihr individuelles Training nutzen. Aus dem Alltag wissen wir, dass uns an manchen Tagen eine gegebene Belastung oder Arbeit sehr leicht fällt, an anderen Tagen dagegen fühlen wir uns bei einer vergleichbaren Belastung stark gefordert. Die

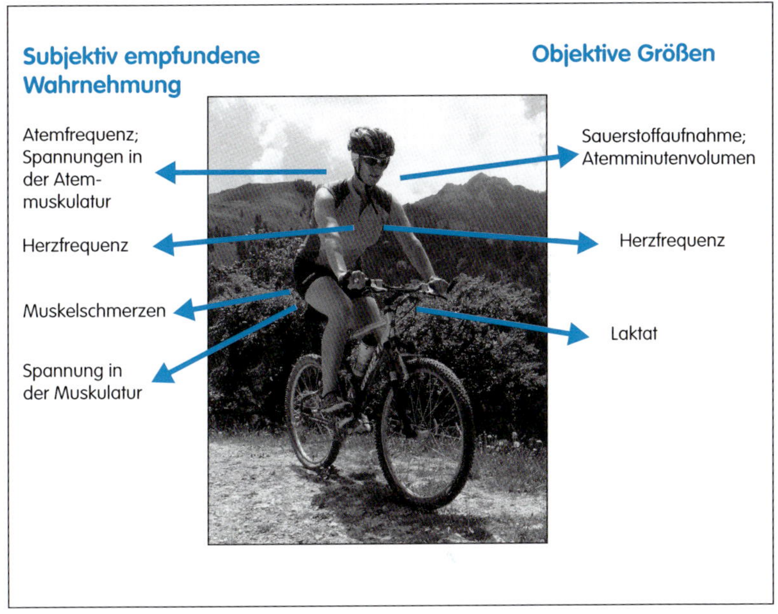

Abb. 4: Objektive Messwerte und subjektive Empfindungen während körperlicher Beanspruchung

Fähigkeit, Signale des eigenen Körpers bzw. das eigene Belastungsempfinden wahrzunehmen und zu nutzen, birgt enormes Potential für die Belastungssteuerung in Training und Wettkampf.

Die zwei Seiten der Beanspruchung

Objektiv und subjektiv

Der Beanspruchungs- und Auslastungsgrad bei Ausdauerleistungen äußert sich in *objektiv messbaren Größen* wie Herzfrequenz, Sauerstoffaufnahme, Atemfrequenz oder Laktat. Körperliche Anstrengungen haben aber noch eine zweite und mindestens ebenso wichtige Komponente: die *Empfindungen,* die wir bei der Belastung wahrnehmen.

Mehrdimensionales Wahrnehmungsbild

Diese können sich beispielsweise bei einer Radtour erheblich unterscheiden: Radeln wir locker in der Ebene dahin, beanspruchen wir verstärkt den aeroben Stoffwechsel, die ruhige und gleichmäßige Atmung nehmen wir kaum wahr. Kämpfen wir uns dagegen einen steilen Berg hinauf und bewegen uns am körperlichen Limit, wird in erster Linie der anaerob-laktazide Stoffwechsel bemüht, die Atmung ist schnell und laut, unsere Oberschenkel schmerzen. Diese unterschiedlichen Empfindungen kommen auch zum Ausdruck, wenn wir die Radtour oder andere Belastungen beschreiben: Der Anstieg war „schwer“ oder „hart“, mit dem Rückenwind ging es „locker“ und „leicht“ dahin oder bei diesem Tempo musste ich mich nur „mittelmäßig“ anstrengen. Solche Aussagen zu Empfindungen bei körperlichen Belastungen spiegeln ziemlich genau eine bestimmte objektive Beanspruchung, also einen bestimmten Auslastungsgrad des Herzkreislaufsystems (Prozentsatz der maximalen Sauerstoffaufnahme oder maximalen Herzfrequenz) oder einen bestimmten Ermüdungsgrad des Muskels (Laktatwert bzw. pH-Wert) wider. Zu Beginn einer Belastungsphase und auf unteren Intensitätsstufen sind eher lokale Signale wie das Spannungsempfinden in der Muskulatur vorherrschend. Zentrale Signale wie Atemfrequenz oder Herzfrequenz gewinnen erst mit zunehmender Dauer und Intensität an Einfluss. Die Atmung dürfte erst ab der aeroben Schwelle Einfluss auf das Subjektive Belastungsempfinden nehmen. Außerdem muss nach Sportarten differenziert werden. Bei einer geringeren eingesetzten Muskelmasse wie beim Radfahren sind vor allem lokale Größen, resultierend aus der Muskelermüdung, als Signalgeber vorherrschend. Bei einer größeren eingesetzten Muskelmasse, zum Beispiel beim Laufen, kommen vornehmlich zentrale ventilatorische Größen wie die Atemfrequenz und die Spannung in der Atemmuskulatur als Signalgeber in Betracht (Löllgen et al., 1980; Robertson et al., 1982).

Subjektives Belastungsempfinden

Das Subjektive Belastungsempfinden ist die Anstrengung, die der Sportler während der Belastung wahrnimmt. Es vereinigt gleichzeitig alle Aspekte der Beanspruchung, also zentrale Herz-Kreislaufgrößen und lokale Empfindungen in der aktiven Muskulatur, zu einem komplexen mehrdimensionalen Wahrnehmungsbild!

Die 7-stufige Schätzskala als Steuermittel im Ausdauersport

Das subjektive Belastungsempfinden ist zwar keine objektivierbare Größe, spiegelt die physiologische Beanspruchung aber exakt wider und stellt im Gegensatz zu Herzfrequenz oder Laktat ein sehr komplexes Gebilde dar, auf das eine Fülle von Faktoren in Abhängigkeit von Intensität, Dauer und Sportart unterschiedlich stark Einfluss nehmen. Darin liegt auch seine große Bedeutung und exzellente Eignung zur Intensitätssteuerung im Ausdauersport begründet. Die Idee, das Anstrengungsempfinden für die Steuerung und Kontrolle von Belastungen einzusetzen, ist schon relativ alt. Bereits 1970 konzipierte der schwedische Sportmediziner Borg eine 15-stufige Schätzskala („**R**ating of **P**erceived **E**xertion“ = RPE). Von „sehr, sehr leicht“ bis „sehr, sehr schwer“ kann

Absicherung der Belastung

der Trainierende das Anstrengungsempfinden während der Belastung bewerten und einordnen. Borg schuf seine Skala ursprünglich für den klinischen Bereich. Sie diente Patienten mit Herz-Kreislauferkrankungen bei Belastungstests als zusätzliches Abbruchkriterium neben der Herzfrequenz, denn oft *fühlten* sich Patienten schon bei relativ niedrigen Pulsfrequenzen stark belastet. Den Sportmedizinern war klar, dass ein mehrdimensionales Konzept über Herzfrequenz und Belastungsempfinden einem eindimensionalen Ansatz, z. B. der alleinigen Steuerung über die Herzfrequenz, überlegen ist. Für einen Einsatz im alltäglichen Training ist die Borg-Skala mit ihrer sehr feinen Einteilung von insgesamt 15 Belastungsstufen allerdings zu stark gegliedert und schwer anwendbar. Deshalb entwickelten Buskies und Boeckh-Behrens (2000) eine *7-stufige Schätzskala* von „sehr leicht" bis „sehr schwer" (vgl. Tab 1.). Sie schufen ein Konzept, das auf der einen Seite differenziert genug ist, um verschiedene Beanspruchungsbereiche ansteuern zu können, auf der anderen Seite aber noch überschaubar bleibt, um auch von Freizeitsportlern mit weniger Körperwahrnehmung im Training problemlos eingesetzt werden zu können.

Tab. 1: Die 7-stufige Schätzskala des Subjektiven Belastungsempfindens (nach Buskies & Boeckh-Behrens, 2000, S. 31)

1	=	**sehr leicht**
2	=	**leicht**
3	=	**leicht – mittel**
4	=	**mittel**
5	=	**mittel – schwer**
6	=	**schwer**
7	=	**sehr schwer**

Die Vorteile des Subjektiven Belastungsempfindens

Ein großes Problem für die Intensitätssteuerung im Ausdauersport stellt die individuell unterschiedliche Trainingsherzfrequenz der Sportler dar. Beim Laufen ergeben sich an der aeroben Schwelle erhebliche Differenzen bis zu 35 Schläge (Reim, 2001). Erschwerend kommt noch hinzu, dass unterschiedliche Ausdauersportarten bzw. Belastungsformen den Organismus unterschiedlich beanspruchen. Zum Beispiel kann die Herzfrequenz im Bereich der aeroben Schwelle für ein und dieselbe Person zwischen einzelnen Sportarten zum Teil extrem diver-

Sportartabhängige Variation der Herzfrequenz

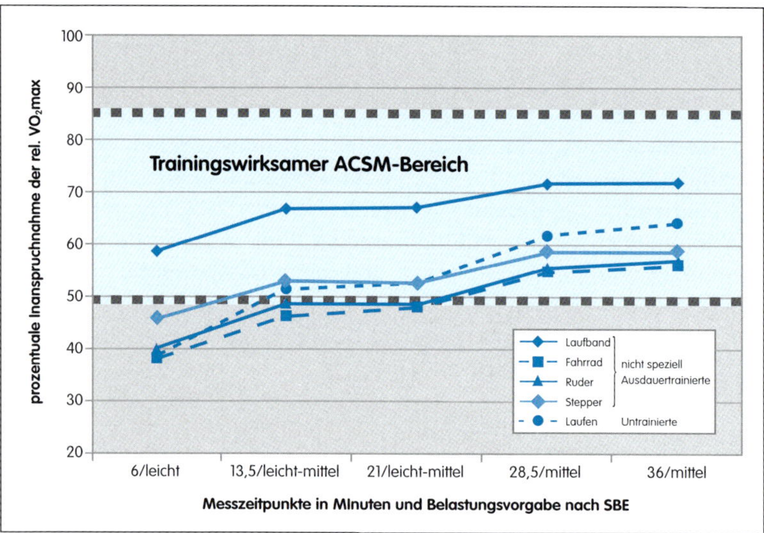

Abb. 5: Prozentuale Inanspruchnahme der relativen VO_2max von nicht speziell ausdauertrainierten und untrainierten Frauen während 36-minütiger Dauerbelastungen nach SBE

gieren (Reim, 2001). Beim Radfahren liegt sie im Mittel ca. 15 Schläge niedriger als beim Laufen, bei einzelnen Personen kann dies auch bis zu 40 Schläge ausmachen. Effektives Ausdauertraining erfordert also eine individuelle Trainingssteuerung in Abhängigkeit der *persönlichen Voraussetzungen* des Trainierenden und der *jeweiligen Ausdauersportart*, was normalerweise nur durch aufwändige leistungsdiagnostische Verfahren gewährleistet werden kann.

SBE – Allrounder in allen Sportarten

Das Subjektive Belastungsempfinden (SBE) liefert eine Antwort auf diese Problematik. Das beweist eine Vielzahl von wissenschaftlichen Studien (Buskies et al., 1992; Watt & Grove, 1993; Butts et al., 1995; Reim, 1996; Weitl, 1999; Reim, 2001): So stufen Frauen und Männer, allesamt ohne ausdauersportliche Erfahrung, die empfundene Belastung an der aeroben Schwelle beim Laufen, Radfahren, Rudern, Steppen und am Cross-Trainer jeweils als „mittel" ein (Reim, 2001). Mit anderen Worten: Bei einer Subjektiven Belastungsvorgabe von „mittel" (Skalenwert 4) treffen selbst untrainierte Frauen und Männer bei unterschiedlichen Ausdauersportarten eine günstige Stoffwechsellage. Zudem erzielen sie eine vom American College of Sports Medicine (ACSM, 1998) empfohlene trainingswirksame Herz-Kreislaufbeanspruchung zwischen 50 und 85% der maximalen Sauerstoffaufnahme und bewegen sich in der Zone der optimalen Fettverbrennung (vgl. Abb. 5).

Mit „mittel" mitten im Ziel

Mit dem Subjektiven Belastungsempfinden lässt sich also sportartunabhängig der individuell optimale Trainingsbereich ansteuern.

Tagesform und SBE

Das SBE steht im Gegensatz zu manch anderen Steuermitteln nicht nur jederzeit zur Verfügung, sondern bleibt von Trainingseinheit zu Trainingseinheit ein verlässliches und konstantes Steuermittel. Man konnte feststellen, dass sich bei einem SBE von „mittel" das Lauftempo bei unabhängig voneinander durchgeführten Trainingseinheiten nur unwesentlich verändert (Ceci & Hassmen, 1991; Reim, 2001). Voraussetzung ist natürlich, dass Sie sich in vergleichbarer Form befinden. Nicht jeder Tag ist gleich. Stress im Beruf oder eine Krankheit führen dazu, dass wir nicht jeden Tag gleiche Leistungen abrufen können. Orientieren wir uns stur nach einer vorgegebenen Herzfrequenz, würden wir uns schnell überfordern und unwohl fühlen. Steuern wir die Trainingsintensität aber nach dem SBE, so können wir unseren Formschwankungen Rechnung tragen und werden uns entsprechend geringer beanspruchen. Ein weiterer Vorteil subjektiver Belastungssteuerung liegt darin, dass sich das SBE einem höheren Fitnesslevel automatisch anpasst und sich damit regelmäßige leistungsdiagnostische Kontrollen zur Anpassung der Trainingsherzfrequenz einsparen lassen. Ein SBE von „mittel" korrespondiert unabhängig vom Trainingszustand immer mit einem vergleichbaren Intensitätsbereich an der aeroben Schwelle (Boutcher et al., 1989; Seip et al. 1991). Für das Training bedeutet dies, dass man mit zunehmender Ausdauerleistung bei identischem SBE schneller laufen, Rad fahren oder walken und mehr Sauerstoff aufnehmen bzw. Kalorien verbrennen kann.

Trainingszustand und SBE

Vorteile des SBE

Vorteile des Subjektiven Belastungsempfindens (SBE):

- Das **SBE** ist eine mehrdimensionale Steuergröße und spiegelt perfekt die persönliche Beanspruchung wider.
- Das **SBE** ist jederzeit verfügbar.
- Das **SBE** ist in allen Ausdauersportarten einsetzbar.
- Das **SBE** ist auch von Trainingseinsteigern schnell und problemlos anwendbar.
- Das **SBE** benötigt keine aufwändigen und teuren Tests mit körperlicher Ausbelastung oder technische Hilfsmittel.
- Das **SBE** ist auf alle Ausdauersportarten übertragbar, weil es sportartunabhängig mit Schwellenwerten korrespondiert.
- Das **SBE** passt sich dem Fitnesslevel an.

Die Zielbelastung: Ausdauertraining im Wohlfühlbereich

„Gleichgewichtsstörungen" provozieren Anpassung

Grundsätzlich befinden sich die Funktionssysteme des Körpers (z. B. Muskulatur, Herz-Kreislaufsystem) in einem Gleichgewichtszustand (Homöostase). Sportliches Training stört diesen Zustand, es entsteht ein Zustand des Ungleichgewichts (Heterostase). Der Muskel benötigt mehr Sauerstoff und Energie, das Herz muss pro Zeiteinheit mehr Blut in den Körper pumpen. Der Organismus ist darauf vorbereitet, Homöostasestörungen mit seinen Regelmöglichkeiten auszugleichen bzw. Herz-Kreislauf- und Energiebereitstellungssysteme so anzupassen, dass Engpässe vermieden werden können. Kommt es zum Beispiel durch intensives Training zu einer Erschöpfung der Kohlenhydratspeicher, so werden diese nach der Belastung nicht nur wiederaufgefüllt, sondern sogar vergrößert und somit das Energiepotential des Körpers angehoben. Man spricht deshalb von überschießender Wiederherstellung oder *Superkompensation*.

Wiederholte Belastungsreize führen zur Anpassung

Die Muskelzellen reagieren auf Ausdauertraining zudem mit mehr Mitochondrien, den Kraftwerken der aeroben Energiebereitstellung, sowie einer größeren aeroben Enzymaktivität. Nach kurzer Zeit ist man in der Lage, eine bestimmte Strecke ohne Probleme durchzulaufen und empfindet dabei eine wesentlich geringere Anstrengung als zu Beginn des Ausdauertrainings. Das Subjektive Belastungsempfinden bei gleicher Belastung sinkt. Relativ schnell verbessert sich auch die vegetative Herzregulation, der Erholungsnerv (Vagus) gewinnt an Einfluss, die Herztätigkeit wird ökonomischer. Deshalb lässt sich bereits nach wenigen Wochen ein Absinken des Ruhepulses beobachten. In einem längerfristigen Prozess vergrößern sich auch Blutvolumen und Hämoglobinmenge, um den erhöhten Bedarf an Sauerstoff in den Muskelzellen eines Ausdauersportlers leichter decken zu können.

Überschreiten der Mindestreizschwelle

Voraussetzung für positive Anpassung und Leistungsverbesserung sind wirksame Trainingsreize, die eine gewisse Mindestschwelle überschreiten. Ob eine Trainingsbelastung geeignet ist, Anpassungsprozesse auszulösen, wird maßgeblich vom Trainingszustand beeinflusst. So führen bei einem Untrainierten zwei dreißigminütige Trainingseinheiten pro Woche ohne weiteres zu einer Verbesserung der Ausdauerleistung, ein Hochtrainierter würde bei dieser Trainingsbelastung nicht nur stagnieren, sondern sogar Leistung abbauen. Außerdem hängt die Gestaltung der Trainingsbelastung vom Trainingsziel ab. Möchte ich mich auf einen Marathon vorbereiten, muss ich die einzelnen Komponenten der Belastung anders kombinieren als ein reiner Gesundheitssportler. Jeder Ausdauersportler muss demnach das Training in Abhängigkeit seiner persönlichen Voraussetzungen (Trainingszustand, Gewicht, Alter) und seiner Ziele (Leistung, Gesundheit, Figurformung) mit Hilfe verschiedener Komponenten „zusammenbauen“:

Belastungs-komponenten

- Trainingsintensität: Wie intensiv bzw. wie schnell?
- Trainingshäufigkeit: Wie oft in der Woche?
- Trainingsdauer/-umfang: Wie lange bzw. wie viel km pro Trainingseinheit?
- Trainingsinhalt: Welches Trainingsgerät, welche Sportart?

Die Kombination der einzelnen Komponenten ergibt dann die Gesamtbelastung des Trainings. Dabei dürfen die einzelnen Belastungskomponenten nicht isoliert gesehen werden, denn sie hängen eng zusammen und beeinflussen sich gegenseitig.

Trainingsintensität: Mit dem Steuermix ins Ziel

Insbesondere Freizeitsportler mit geringer Trainingserfahrung belasten sich oft zu intensiv. Dies liegt daran, dass viele ohne konkrete Vorgaben laufen, radeln oder steppen und - nach dem Motto „viel hilft viel“ - davon ausgehen, dass der Effekt umso größer ist, desto mehr man sich „schindet“. Grundsätzlich ist es zwar so, dass sich mit einer hohen Trainingsintensität am schnellsten die Leistung verbessern lässt und gut Trainierte langfristig nur ihren Level steigern können, wenn sie auch intensive Einheiten einstreuen, aber Einsteigern und reinen Gesundheitssportlern ist davon abzuraten, selbst leistungsorientierte Fitnesssportler sollten nur dosiert mit hoher Intensität über der anaeroben Schwelle bzw. mit stark anaeroben Anteilen trainieren, da dies mit erheblichen Nachteilen verbunden ist:

Nachteile anaerober Beanspruchung

- Die Herzbelastung und der Blutdruckanstieg sind erheblich.
- Die Stresshormonausschüttung (Adrenalin) steigt deutlich an.
- Intensives Training erfordert eine verlängerte Regeneration und führt bei zu häufiger Anwendung schnell zum Übertraining.
- Die Fettverbrennung wird erheblich eingeschränkt bzw. ganz eingestellt.
- Einsteiger oder gering Trainierte können diese Intensitäten durch die Anhäufung von Ermüdungssubstanzen nur viel zu kurz oder gar nicht durchstehen.
- Sie verlassen den Wohlfühl- und Entspannungsbereich, das Training wird als sehr unangenehm empfunden und oft abgebrochen.

Der richtigen Belastungsintensität kommt also eine besondere Bedeutung zu. Doch in welchem Intensitätsbereich soll ich trainieren und nach welchen Größen lässt sich der trainingswirksame Bereich für ein gesundheits- und fitnessorientiertes Ausdauertraining abstecken?

Herz-Kreislaufgrößen und SBE

Eine gängige Methode, die Belastungshöhe im Ausdauertraining abzustecken, ist der Prozentsatz, mit dem die maximale Kapazität des Herz-Kreislaufsystems beansprucht wird, also mit welchem Prozentsatz der *maximalen Sauerstoffaufnahme und der maximalen Herzfrequenz* trainiert wird. Grundsätzlich werden sowohl durch niedrige als auch sehr hohe Intensitäten Anpassungserscheinungen des Herz-Kreislaufsystems ausgelöst. Das weltweit anerkannte American College of Sports Medicine empfiehlt auf der Basis unzähliger Untersuchungen für ein gesundheitsorientiertes Fitnesstraining eine Mindestreizstärke von 50% der VO_2max bzw. 60% der HFmax. Nach oben hin soll das Herz-Kreislaufsystem nur bis zu einer Obergrenze von 85% ausgelastet werden bzw. der Puls höchstens 90% seines Maximalwertes erreichen, um allzu große Belastungen für Herz und Blutdruck zu vermeiden (ACSM, 1998). In der Trainingspraxis kann auf eine aufwändige Ermittlung der Herz-Kreislaufparameter verzichtet werden, da das vom ACSM empfohlene „Intensitätsfenster“ durch die SBE-Vorgabe „mittel“ bei allen gängigen Bewegungsformen getroffen wird (vgl. Abb. 5, S. 16).

Mit „mittel“ im ACSM-Bereich

Allerdings ist dieser Bereich sehr weit gefasst und sagt nichts über die Stoffwechselbeanspruchung aus. Dazu benötigt man weitere Parameter wie das Laktat.

Laktatschwellen und SBE

Sportwissenschaftler rechnen im Intensitätsbereich zwischen aerober und anaerober Schwelle nicht nur mit optimalen physiologischen Anpassungserscheinungen, sondern auch mit den größten gesundheitlichen Effekten (Hollmann et al., 1986). Um diesen Intensitätsbereich zu ermitteln, bedient sich der Sportmediziner einer aufwändigen Laktatdiagnostik. Er kann damit für den einzelnen Sportler näherungsweise dessen individuelle Herzfrequenz und Geschwindigkeit an der aeroben und der anaeroben Schwelle bestimmen und dadurch feststellen, ab welcher Grenze der anaerob-laktazide Stoffwechsel mit seinen negativen Begleiterscheinungen verstärkt in Anspruch genommen werden muss. Die Sache hat allerdings einige Haken: Die Höhe der

Gesundheits- und Fitnessbereich zwischen AS und ANS

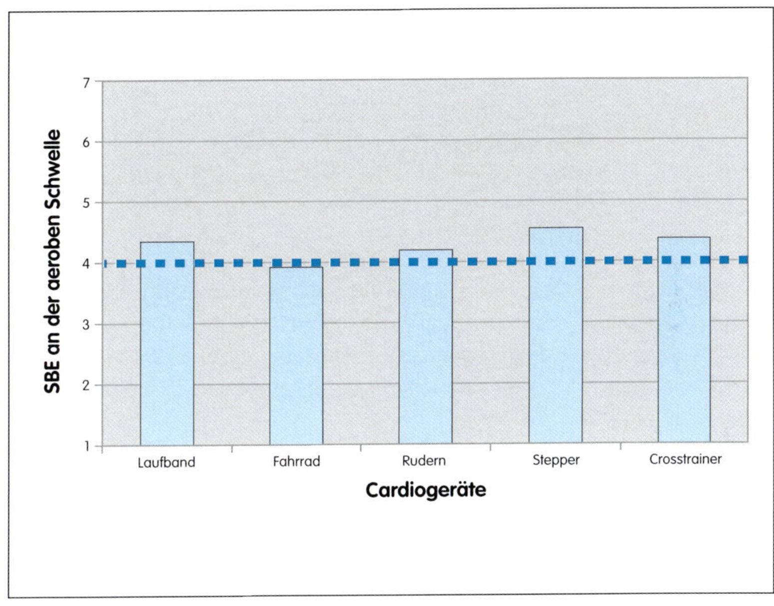

Abb. 6: Subjektives Belastungsempfinden von Frauen an der aeroben Schwelle (Skalenwert 4 entspricht SBE „mittel")

Laktatwerte an der jeweiligen Schwelle schwankt zum Teil erheblich in Abhängigkeit der Testperson und ihres Trainingszustandes. Außerdem hat auch die Belastungsform starken Einfluss (Beneke & von Duvillard, 1996). Die Schwellenherzfrequenz auf dem Rad ist demnach nicht mit der im Laufen oder Rudern gleichzusetzen! Die Werte müssen also für jede einzelne Person und Sportart ganz individuell abgeleitet werden, was bei einem vielseitigen Ausdauertraining eine Fülle von Untersuchungen nach sich ziehen würde. Es hat sich aber herausgestellt, dass die aerobe und anaerobe Schwelle unabhängig von der Sportart ziemlich genau mit den SBE-Werten „mittel" und „schwer" korrespondieren, so dass mit Hilfe des persönlichen Anstrengungsempfindens eine individuelle Trainingssteuerung selbst bei unterschiedlichen Sportarten möglich ist (vgl. Abb. 6). Die aerobe Schwelle als wichtigster Trainingsbereich lässt sich sogar als „anchorpoint" des Anstrengungsempfindens bezeichnen (Demello et al., 1987, S. 359/360; Hill et al., 1987, S. 207).

Aerobe Schwelle als „Ankerpunkt"

Intensitätsbereiche auf Basis von Laktatschwellen und SBE

Intensitätsbereich I: knapp unterhalb der AS → ***SBE 3***
Der trainingwirksame Bereich für einen Gesundheitssportler beginnt bereits knapp unter der aeroben Schwelle. Für besser Trainierte dienen solch niedrige Intensitäten vor allem der Regeneration.

Einstiegs- und Regenerationsbereich

Intensitätsbereich II: an der AS → ***SBE 4***
In diesem Intensitätsbereich sollte sich das Ausdauertraining größtenteils abspielen, da hier gleichzeitig mehrere Effekte erzielt werden: Verbesserung der aeroben Ausdauerleistung und des Fettstoffwechsels, hohes Maß an Fettverbrennung, psychische Entspannung und Wohlbefinden.

Zentraler Trainingsbereich

Intensitätsbereich III: zwischen AS und ANS → ***SBE 5-6***
Eine Intensität knapp unterhalb der anaeroben Schwelle hat sich als besonders effektiv erwiesen, um die aerobe Ausdauer zu entwickeln. Man vermeidet einerseits die Nachteile einer verstärkt anaerob-laktaziden Energiebereitstellung und nutzt andererseits die überwiegend aerobe Stoffwechsellage maximal aus.

Entwicklungsbereich

Intensitätsbereich IV: an und oberhalb der ANS → ***SBE 6-7***
Sehr hohe Intensitäten im überwiegend anaeroben Bereich verbessern nicht nur die anaerobe Ausdauer bzw. die Tempohärte bei Wettkämpfen, sondern sind auch ein hervorragendes Mittel, um die aerobe Kapazität auf hohem Niveau auszubilden.

Grenzbereich

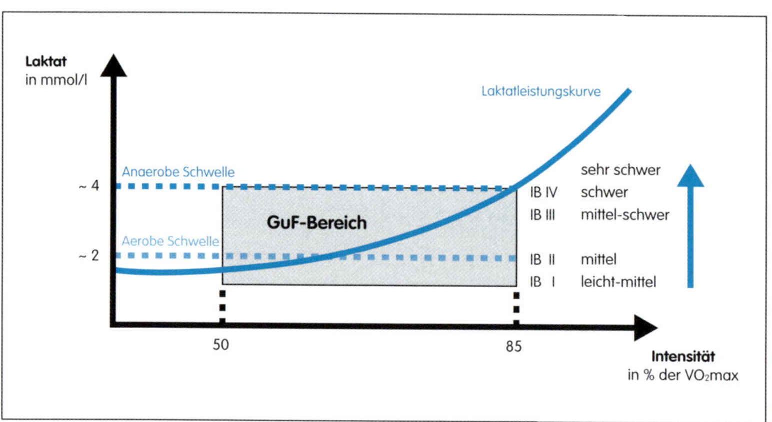

Abb. 7: Laktatleistungskurve und Intensitätsbereiche (IB) mit Abgrenzung des Gesundheits- und Fitnessbereichs (GuF)

Fettverbrennungsbereich und SBE

Absolute und relative Fettverbrennung

Für die überwiegende Zahl der Trainierenden stellt neben aerober Fitness und Gesundheit ein effektives „Fatburning" ein wesentliches Ziel des Ausdauertrainings dar, wobei sich unter vielen Fitnesssportlern der Irrglaube breit gemacht hat, man müsse mit extrem niedriger Intensität trainieren, um möglichst viele Fette zu verbrennen. Dies liegt daran, dass häufig die relative Fettverbrennung mit der absoluten verwechselt wird. Es stimmt, dass der *relative* Anteil der aus den Fettspeichern zugeführten Energie am Gesamtumsatz bei einer sehr geringen Intensität von 40% der maximalen Leistungsfähigkeit am höchsten ist und in Abhängigkeit der Trainingsdauer bis knapp 80% des Gesamtenergieumsatzes ausmachen kann. Bei zunehmender Intensität erhöht sich allerdings die *absolute* Menge an Fettkalorien, die zur Energiebereitstellung verbrannt werden. Da mit steigender Intensität aber die zusätzlich benötigte Energie in immer stärkerem Maße über Kohlenhydrate zur Verfügung gestellt werden muss, verringert sich der prozentuale Anteil der Fette am Gesamtenergieverbrauch (relativer Fettumsatz), obwohl der absolute Umsatz steigt. Höhere Intensität geht als nicht nur mit einem höheren Gesamtkalorienverbrauch einher, die Fettsäurenoxidation steigt bis zu einer gewissen Grenze ebenfalls. Neuere Untersuchungen (Astorino, 2000; Achten et al., 2002; Knechtle et al. 2004) können eindeutig belegen, dass mittelmäßig Ausdauertrainierte zwischen 65% und 75% der VO_2max die

Optimaler Fettverbrennungsbereich

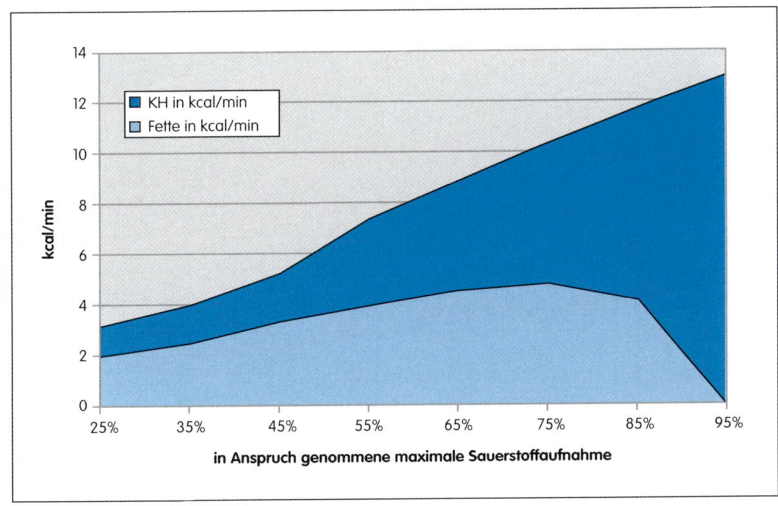

Abb. 8: Der Einfluss der Belastungsintensität auf den Anteil von Kohlenhydraten (KH) und Fetten an der Gesamtenergiebereitstellung

höchste Fettumsatzrate aufweisen, wobei sich dies im Bereich der aeroben Schwelle und bei einem Subjektiven Belastungsempfinden von „mittel“ bewegen dürfte (vgl. Abb. 8, S. 23).

Es muss allerdings erwähnt werden, dass zum Teil große interindividuelle Schwankungen vorliegen, die wohl auf genetische Prädisposition und Trainingszustand zurückgeführt werden können. Grundsätzlich gilt aber: Je höher die Intensität, desto höher der Gesamtenergieverbrauch und je besser der Trainingszustand, desto höher ist der Anteil der Fettumsatzrate am Gesamtenergieverbrauch beim Training (Coggan et al., 2000). Erst bei recht hohen Intensitäten an bzw. über der anaeroben Schwelle ist die Lipolyse deutlich eingeschränkt. So wird der Beitrag der Fettverbrennung zum Gesamtenergieumsatz oberhalb einer Intensität von 89% VO_2max bzw. 92% der maximalen Herzfrequenz und einem SBE von „schwer“ vernachlässigbar klein und zugunsten des Kohlenhydratstoffwechsel unterdrückt (Achten et al., 2002).

Gesundheits- und Fitnessbereich (GuF) nach dem Steuermix

Der Steuermix: Ein neues Konzept

Die Ausführungen haben gezeigt, dass das Anstrengungsempfinden sowohl mit Sauerstoffaufnahme und Herzfrequenz als auch mit Laktatschwellen korrespondiert und somit ein ideales Steuermittel im Ausdauertraining darstellt. Zur perfekten Absicherung der Trainingsintensität hat sich ein *Steuermix aus Belastungsempfinden und Herzfrequenz* als äußerst praktikabel erwiesen: Die subjektive Steuerung wird dabei mit einem Herzfrequenzzielbereich, ausgedrückt durch den Prozentsatz der maximalen Herzfrequenz (%HFmax), kombiniert. Eine Ableitung der Pulsvorgabe auf Basis des persönlichen Maximalwerts wird der Individualität des Trainierenden am besten gerecht. Nichtsdestotrotz kann die Herzfrequenz nur der Kontrolle der durch das SBE vorgegebenen Intensität dienen, da auch die individuell richtige Trainingsherzfrequenz von Person zu Person stark variiert und zudem von der Belastungsform beeinflusst wird (vgl. S.16). Somit gilt für den Steuermix: *SBE führt, Herzfrequenz kontrolliert!*

Mit „mittel“ mitten im Ziel!

Der *allgemeine GuF-Bereich* erstreckt sich von „leicht-mittel“ bis „mittel-schwer“ bzw. von knapp unterhalb der aeroben bis knapp unterhalb der anaeroben Schwelle (vgl. Abb. 9, S. 25) und ermöglicht in den Grenzbereichen spezielle Trainingswirkungen (vgl. Intensitätsbereiche auf S. 22). Im *zentralen GuF-Bereich* bei SBE „mittel“ trainiert man mit großer Sicherheit an der aeroben Schwelle und erzielt gleichzeitig optimale Effekte auf aerobe Ausdauer, Gesundheit und Fettverbren-

	SBE	Schwellen	% VO_2max	% HFmax	
	sehr schwer		100	100	
	schwer	anaerobe Schwelle			
	mittel – schwer		85	90	
zentraler GuF	mittel	aerobe Schwelle		85 70	allg. GuF
	leicht – mittel		50	60	
	leicht				
	sehr leicht				

Abb. 9: Allgemeiner und zentraler GuF-Bereich nach dem Steuermix

nung. Bezüglich der Herzfrequenz sollte eine geschlechts- und sportartspezifische „Feinjustierung“ vorgenommen werden: Untersuchungen können eindeutig belegen, dass Frauen im Bereich der aeroben Schwelle bzw. einem SBE von „mittel“ bei allen Bewegungsformen höhere Herzfrequenzen aufweisen als Männer, obwohl der Maximalpuls nicht divergiert (Reim, 2001). Zudem unterscheiden sich Ausdauersportarten hinsichtlich eingesetzter Muskelmasse, Bewegungsumfang und Dynamik, woraus unterschiedliche Herzfrequenzen resultieren. Für den Steuermix sollte deswegen der *zentrale GuF-Bereich* (70-85% HFmax) bewegungsformabhängig differenziert werden. In Abb. 10 sind spezielle Puls-Empfehlungen für die gängigen Ausdauersportarten angegeben, die auf eigenen Untersuchungen basieren (Reim, 2001). Die Herzfrequenzbereiche fußen auf Mittelwerten und müssen nicht sklavisch eingehalten werden. Sie bieten vielmehr eine grobe Orientierung für den Trainierenden, wo die Trainingsherzfrequenz bei verschiedenen Bewegungsformen tendenziell im 70-85%-Bereich angesiedelt ist, wenn mit SBE „mittel“ im zentralen GuF-Bereich trainiert wird.

Differenzierung der Herzfrequenz im GuF-Bereich

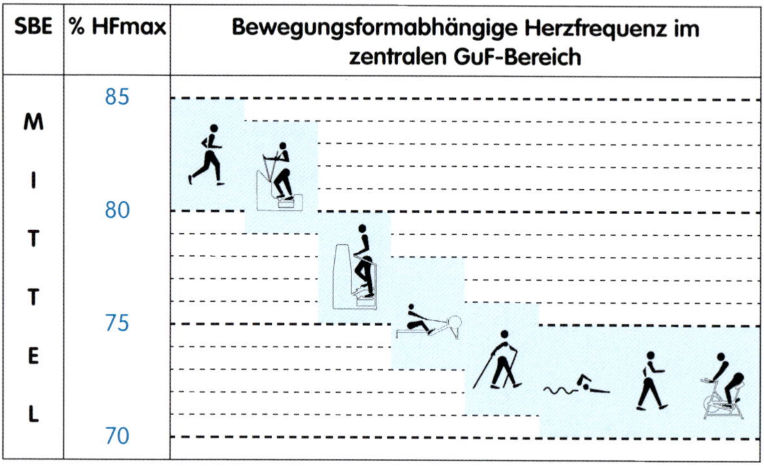

SBE	% HFmax	Bewegungsformabhängige Herzfrequenz im zentralen GuF-Bereich
M I T T E L	85	
	80	
	75	
	70	

Abb. 10: Tendenzielle Ausrichtung (Mittelwerte) der Trainingsherzfrequenzen im zentralen GuF-Bereich bei SBE „mittel“ für unterschiedliche Bewegungsformen

Zusammenfassung

Empfehlungen zur Trainingsintensität:

- Training nach dem Steuermix: SBE führt, HF kontrolliert!
- Allgemeiner GuF-Bereich:
  → SBE „leicht-mittel“ bis „mittel-schwer“
  → 60-90% der maximalen Herzfrequenz
- Zentraler GuF-Bereich: → SBE „mittel“
  → 70-85% der maximalen Herzfrequenz
  → Differenzierung der %HFmax nach Sportarten
- Frauen können mit leicht höheren Trainingsherzfrequenzen (5-10 S/min) als Männer trainieren
- Personen mit höherem Fitnesslevel weisen im Schnitt eine höhere Trainingsherzfrequenz auf.

Trainingsdauer: Die Länge zählt

Eine gewisse Länge oder Dauer einer Trainingsbelastung ist unabdingbare Voraussetzung, um die Ermüdungswiderstandsfähigkeit oder Ausdauerleistungsfähigkeit des Organismus auszubilden. Doch um verlässliche Aussagen zum Effekt oder zur Wirkrichtung einer Belastung über eine bestimmte Dauer abgeben zu können, muss immer die Intensität mit einbezogen werden. Erst in Verbindung mit diesem Belastungskriterium lässt sich sagen, wie sich ein Training auf Stoffwechsel bzw. Energieverbrennung und Herz-Kreislauf-System auswirkt. So lässt sich für eine eher geringe Intensität eine Mindestdauer von 30 Minuten, für eine hohe Intensität eine Mindestdauer von 20 Minuten ableiten, um über einen längeren Trainingszeitraum Anpassungsprozesse auszulösen (ACSM, 1998). Allerdings dürfen die speziellen Trainingswirkungen nicht außer Acht gelassen werden: Ein intensives, kurzes Training bewirkt die Leistungsverbesserung in erster Linie über anaerobe Prozesse, ein extensives, langes Training in erster Linie über den aeroben Stoffwechsel. Dementsprechend sind bei der ersten Variante die gesundheitlichen Wirkungen geringer. Außerdem ist es vielen Freizeitsportlern bei einer zu hohen Intensität gar nicht möglich, eine gewisse Mindestdauer durchzuhalten, weil es zur Ermüdung und daraus resultierend zu einem frühzeitigen Trainingsabbruch kommt. Somit ist im Gesundheits- und Fitnessbereich ein längeres Training (45-60 min) mit geringerer Intensität (SBE „mittel“) einem kürzeren (20-30 min) mit hoher Intensität (SBE „schwer“) unbedingt vorzuziehen!

Wechselwirkung von Dauer und Intensität

Die Trainingsdauer, die nötig ist, um Anpassungsprozesse des Herz-Kreislaufsystems zu provozieren, hängt auch stark vom Fitnesslevel des Sportlers ab. Völlig Untrainierten bzw. Einsteigern ins Ausdauertraining erzielen bereits nach 20 Minuten große Anpassungserscheinungen (Wenger & Bell, 1986). Mit zunehmender Ausdauerleistungsfähigkeit ist solch eine Dauer aber nicht mehr ausreichend, um langfristig die aerobe Kapazität weiter auszubilden, sie muss an das steigende Niveau angepasst werden.

Dauer vor Intensität

Neben den Wirkungen auf die aerobe Fitness hat die Dauer (in Verbindung mit der Intensität) auch großen Einfluss auf den Anteil von Fetten und Kohlenhydraten als Energielieferanten. Intensive Dauerbelastungen von ca. 1h (und zum Teil auch kürzer) führen zu einer weitgehenden Entleerung der Kohlenhydratspeicher. Allerdings kann man auch bei langen Belastungen (90-120 min) und niedriger Intensität von einer Erschöpfung der Kohlenhydratspeicher ausgehen, wenn sie mit einer gewissen Mindestintensität durchgeführt werden. Aufgrund der begrenzten Verfügbarkeit der Kohlenhydrate nimmt mit zunehmender Dauer die Nutzung der Fettspeicher immer mehr zu (Neumann et al., 1998), was man im Training daran merkt, dass Intensität bzw. Tempo verringert werden müssen und die Herzfrequenz sinkt. Ein effektives Fettstoffwechseltraining sollte mindestens eine Stunde, besser aber noch länger durchgeführt werden. Auf diese Weise lassen sich nicht nur viele Fette verbrennen, es verbessert sich auch die Funktion des Fettstoffwechsels, so dass bei gleicher Intensität mehr Fette verbrannt werden können. Voraussetzung dafür ist, dass die Glykogenspeicher nahezu auf-

Fettverbrennungstraining: Je länger desto besser

gebraucht sind und Energienot besteht. Und dies ist – in Abhängigkeit von Trainingszustand und Intensität – in der Regel erst bei Belastungen von länger als 90 min gegeben (Neumann et al., 1998). Allerdings dürfen gerade beim Laufen orthopädische Gesichtspunkte nicht außer Acht gelassen werden. Bei Gelenkbeschwerden oder Übergewicht ist die Dauer entsprechend zu begrenzen oder ein Trainingsgerät zu wählen, bei dem der passive Bewegungsapparat entlastet wird (z. B. Rad).

Zusammenfassung

Empfehlungen zur Trainingsdauer:

- Grundsätzlich sollte zwischen 20 und 60 min trainiert werden.
- Bei geringer Intensität („leicht-mittel") stellen 30 min, bei höherer Intensität („mittel-schwer") 20 min das Minimum dar.
- Unter dem Gesundheitsaspekt ist längeres extensives Training („mittel") einem kürzeren intensiven Training vorzuziehen.
- Soll gezielt der Fettstoffwechsel verbessert werden, sind Dauerbelastungen von 90 min und länger anzustreben.

Trainingshäufigkeit: Mut zur Pause

Gerade Einsteiger, aber auch Fortgeschrittene, die nach einer längeren Trainingsunterbrechung wieder das Training beginnen, sind hoch motiviert und wollen so schnell wie möglich in Form kommen. Eine Einheit jagt die andere, Überlastungen und sogar Verletzungen können folgen, weil die Erholungsphasen einfach zu kurz gesetzt sind. Statt Fitness und Wohlbefinden stellen sich Ermüdung und Frust ein. Der Mindestabstand

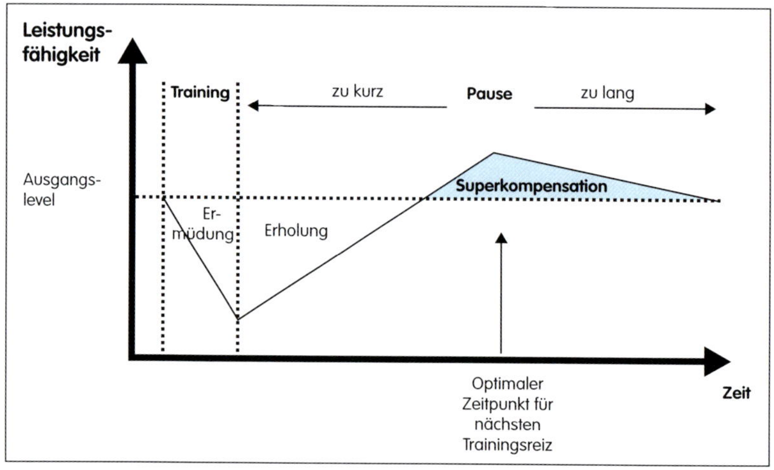

Abb. 11: Schema der Superkompensation (nach Jakowlew, 1972)

zwischen zwei Trainingseinheiten muss so bemessen sein, dass eine ausreichende Regeneration gewährleistet ist. Der zeitliche Höchstabstand hängt davon ab, wann spätestens der nächste Reiz gesetzt werden muss, damit dauerhafte Anpassungsprozesse erzielt werden können. Solche Anpassungsprozesse versucht man mit dem Theoriemodell der *Superkompensation* zu erklären (Jakowlew, 1972): Während eines Trainings kommt es allmählich zur Ermüdung, Energiereserven und Leistungsfähigkeit sinken. In der Pause erholt sich der Organismus, die Leistungsfähigkeit steigt wieder und übertrifft sogar das Ausgangsniveau, weil der Körper auf die Trainingsbeanspruchung mit Anpassungsprozessen reagiert (z. B. Vergrößerung der Kohlenhydratspeicher). Befindet man sich in dieser Phase der *Superkompensation* bzw. haben die Wiederherstellungsprozesse ihren „Höhepunkt" erreicht, dann ist das optimale Timing für die nächste Einheit gegeben (vgl. Abb. 11).

Das Timing muss stimmen!

In engem Zusammenhang mit der Länge der Pause zwischen zwei Belastungen steht die *Trainingshäufigkeit,* die aussagt, wie viele Trainingseinheiten innerhalb einer Woche absolviert werden. Als absolute Minimalbelastung gelten zwei Trainingseinheiten pro Woche (Wenger & Bell, 1986; ACSM, 1998), wobei diese Häufigkeit nur noch bei Sportlern mit einem sehr niedrigen Fitnesslevel bzw. bei Untrainierten zu Anpassungserscheinungen führt. Mit noch weniger Training können lediglich Verbesserungen im Bereich der Koordination und Bewegungsökonomie erzielt werden. Diese steigern anfangs zwar auch die Leistung, zu Anpassungen des Herz-Kreislauf- und Stoffwechselsystems kommt es aber nicht. Aufgrund der zu langen Pause zwischen den Einheiten pendeln alle Größen bis zum nächsten Training auf ihren Ausgangswert zurück, so dass man „immer wieder von vorne beginnt". Eine erhöhte Anzahl von Trainingseinheiten pro Woche (TE/Wo) vergrößert die Zunahme an aerober Fitness, wobei der höchste Zugewinn bei 4 TE/Wo liegen dürfte und ab fünf TE/Wo nur noch sehr gering ist. Dafür steigt das Verletzungsrisiko unverhältnismäßig stark an (ACSM, 1998). Natürlich darf bei den Überlegungen der Leistungsstand nicht außer Acht gelassen werden. Mit fortschreitendem Training und Leistungsvermögen muss die Häufigkeit gesteigert werden. Trainierte können erst bei mindestens drei und mehr TE/Wo weitere Anpassungserscheinungen erzielen.

Optimum: vier Einheiten pro Woche

Wechselwirkung zwischen Häufigkeit, Intensität und Dauer

Großen Einfluss auf die optimale Trainingshäufigkeit haben Intensität und Dauer der absolvierten Belastung. Intensive Dauer- und Intervallbelastungen von ca. 1h (und teilweise auch kürzer), aber auch lange Belastungen (90-120 min) mittlerer Intensität führen zu einer weitgehenden Entleerung der Kohlenhydratspeicher. Danach benötigt der Organismus eine gewisse Zeit, um diese wieder auffüllen zu können.

Sie beträgt nach weitgehender Entleerung unter Normalbedingungen zwischen 24 und 48 Stunden. Deshalb sollten intensive Einheiten (SBE „schwer“/anaerobe Schwelle) höchstens zweimal pro Woche durchgeführt und ein Regenerationstag eingeschoben werden. Mit einem Mehr an intensiven Belastungen pro Woche kann man zwar über einen kurzen Zeitraum von einigen Wochen große Effekte erzielen, langfristig führt ein solches Trainingsregime aber zwangsläufig zu Übertrainingszuständen, die mit Leistungsverlust und Unwohlsein einhergehen. Dies liegt auch daran, dass bei intensiven Belastungen über der anaeroben Schwelle übermäßig Adrenalin ausgeschüttet wird und sich der Körper gewissermaßen im Dauerstress befindet.

Ungewohnte Belastungen (vor allem exzentrische Anforderungen wie Bergablaufen) und lange Extrembelastungen wie Marathon oder Triathlon führen zusätzlich zu Zerstörungen der Zellmembran (Zellwand) bzw. Muskelstrukturen (Eiweißstrukturen). Damit die teilzerstörten Muskelfasereiweiße regenerieren können, benötigt der Körper zwischen 3 und 10 Tagen. Zudem schwächt übermäßiges Training erwiesenermaßen das Immunsystem (Gabriel & Kindermann, 1998). Um seinen regenerativen Aufgaben (Wiederauffüllung der Energiespeicher, Erneuerung zerstörter Muskelzellen) nachkommen zu können, kann dem Körper Kapazität fehlen, Viren und Bakterien wirksam zu bekämpfen, weil das Immunsystem dementsprechend „herunterreguliert“ wird. So entsteht das „Open-Window“, der Körper wird offen für das Eindringen von Viren und Bakterien (Gabriel & Kindermann, 1998, S. 10).

Weniger ist oft mehr

Auch die Trainingshäufigkeit lässt sich ideal über das subjektive Empfinden steuern: Hören Sie nicht nur während des Trainings, sondern auch zwischen den Trainingseinheiten in sich hinein und haben Sie Mut zur Pause, wenn Sie sich matt, abgeschlafft und lustlos fühlen. Neben der Befindlichkeit liefert auch die Ruheherzfrequenz wichtige Informationen: Eine dauerhafte Erhöhung stellt ein Warnsignal dar.

Zusammenfassung

Empfehlungen zur Trainingshäufigkeit:

- Grundsätzlich sind 3-4 Trainingseinheiten pro Woche zu empfehlen.
- 2 Trainingseinheiten pro Woche können nur bei Personen mit einem sehr niedrigen Fitnesslevel zu Adaptationsprozessen führen.
- Der höchste Zugewinn an aerober Ausdauer liegt bei 4 Trainingseinheiten pro Woche.

Trainingsinhalt: Abwechslung bringt neue Reize

Um seine Ausdauer effektiv zu stärken, stehen dem Trainierenden im Indoor- und Outdoorbereich eine Fülle von Sportarten und Bewegungsformen zur Verfügung. Sie lösen beim Trainierenden unterschiedliche Herz-Kreislauf- und Stoffwechsel-Reaktionen aus. Dies hängt damit zusammen, dass verschiedene Sportarten und Geräte den Körper unterschiedlich belasten. So muss beim Fahrrad-, Ruderergometer und beim Schwimmen das Körpergewicht nicht getragen werden, beim Ruderergometer und Cross-Trainer sind mehr Muskeln aktiv im Einsatz als beim Stepper. Das Laufen zeichnet sich durch einen größeren Bewegungsumfang und stärkere Dynamik aus als das Fahrradfahren und Steppen. Deutlich wird dies beim Vergleichen der Pulsfrequenz. Die unterschiedliche Beanspruchung hat nicht nur Auswirkungen auf die Intensitätssteuerung, sondern auch auf den Trainingseffekt und den Kalorienverbrauch.

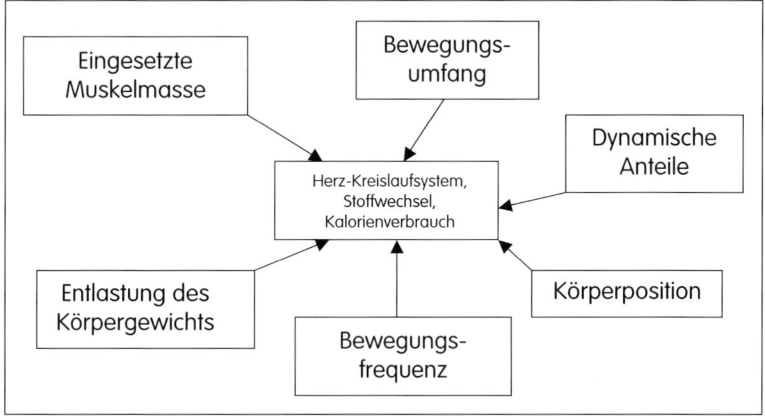

Abb. 12: Bewegungsformabhängige Einflussfaktoren auf Herz-Kreislaufsystem und Stoffwechsel

Möglichst angenehm die Ausdauer stärken und Kalorien verbrennen

Grundsätzlich eignet sich eine Sportart besonders für ein gesundheitsorientiertes Ausdauertraining, wenn auf angenehme Weise (niedriges SBE) eine effektive Herz-Kreislaufreaktion und ein großer Energieumsatz (hohe Auslastung der VO_2max) bei geringer anaerober Stoffwechselbeanspruchung (niedriger Laktatwert) erzielt werden können.

Energieumsatz und Herz-Kreislaufwirksamkeit

Bei einem Vergleich der gängigen Cardiogeräte Laufband, Radergometer, Ruderergometer, Stepper und Cross-Trainer zeigt sich, dass

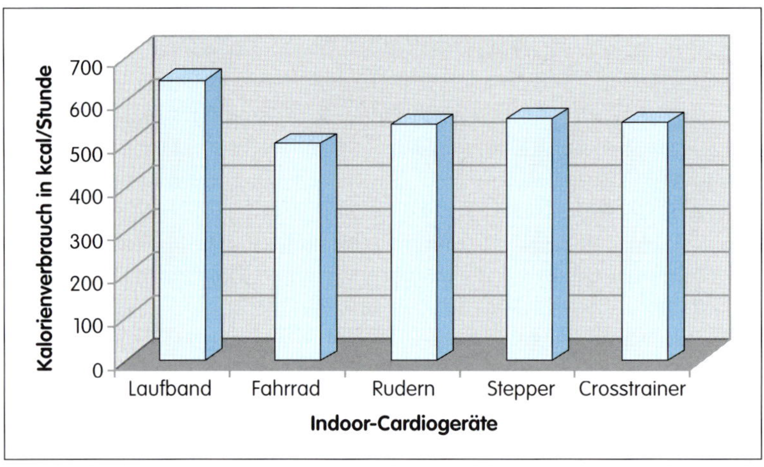

Abb. 13: Kalorienverbrauch von Frauen beim Training an verschiedenen Cardiogeräten im Bereich der aeroben Schwelle

die einzelnen Belastungsformen eine völlig unterschiedliche Stoffwechselbeanspruchung hervorrufen. Als wichtigste Erkenntnis muss festgehalten werden, dass im GuF-Bereich auf dem Laufband die mit Abstand größte Herz-Kreislaufbeanspruchung erzielt wird, wobei das Radergometer deutlich an letzter Stelle rangiert. So kann man an der aeroben Schwelle mit einem SBE von „mittel" am Rad 58%, am Laufband dagegen 73% seiner maximalen Herz-Kreislaufleistung erreichen. Da die Sauerstoffaufnahme mit dem Kalorienverbrauch einhergeht (indirekte Kalorimetrie), ist es keine Überraschung, dass beim Laufen mit Abstand die meisten Kalorien verbrannt werden (vgl. Abb. 13). Außerdem ist der Anteil der Fette am Gesamtumsatz beim Laufen deutlich höher als beim Radfahren (Achten et al., 2003; Knechtle et al., 2004).

Höchster Energieumsatz beim Laufen

Ein weiterer Pluspunkt für das Laufen: Trainierende empfinden eine bestimmte Herz-Kreislaufbeanspruchung auf dem Laufband deutlich weniger anstrengend als auf den anderen Geräten. Das Laufen stellt somit die mit Abstand effektivste Sportart dar, um die aerobe Ausdauer zu verbessern und möglichst viele Kalorien auf angenehme Weise zu verbrennen. Dieses positive Ergebnis kann damit erklärt werden, dass beim Laufen eine große Muskelmasse in sehr dynamischer Weise bewegt wird. Der Cross-Trainer rangiert auf dem zweiten Platz, es folgen Rudererergometer und Stepper, die vor allem im unteren und mittleren Anstrengungsbereich bis SBE „mittel" relativ große Effekte auf aerobe Ausdauer und Kalorienverbrauch aufweisen. Auf dem Radergometer werden im „Wohlfühlbereich" der geringste Trainingseffekt auf die aerobe Ausdauer und der niedrigste Energieumsatz erzeugt.

Bei der neuen Trendsportart Nordic-Walking liegt bei vergleichbarem SBE und gleicher Gehgeschwindigkeit der Energieumsatz um ca. 20% höher als beim normalen Walken, was wiederum daran liegen dürfte, dass mehr Muskulatur aktiv eingesetzt wird und die Stöcke getragen werden müssen (Pocari et al, 1997; Church et al., 2001; Schiebel et al., 2002). Allein ein aktives Mitschwingen der Arme beim Gehen ohne Stöcke bringt einen deutlich höheren Energieverbrauch von ca. 16% (Butts et al., 1994). Vergleicht man den Energieumsatz von Nordic-Walking mit Laufen bei identischem Anstrengungsempfinden (SBE), so werden beim Laufen deutlich mehr Kalorien verbrannt (bei normaler Trainingsgeschwindigkeit zwischen 250 bis 350 kcal/h mehr). Schnelles Gehen (über 8 km/h) erhöht zwar den Umsatz, wirkt sich allerdings stark negativ auf die Technik und die Belastung des passiven Bewegungsapparates aus und beansprucht den anaeroben Stoffwechsel unverhältnismäßig hoch (Greiwe & Kohrt, 2000), was auf die äußerst unökonomische Arbeitsweise bei hohen Geschwindigkeiten zurückzuführen ist.

Ganzkörperkräftigung und orthopädische Aspekte

Radfahren: ideal für Einsteiger und Übergewichtige

Neben dem rein energetischen spielt der orthopädische Aspekt bei der Auswahl des Trainingsgeräts natürlich ebenfalls eine bedeutende Rolle, vor allem wenn es sich um eine übergewichtige Person handelt, die schwerpunktmäßig unter dem Ziel Fettabbau trainiert. Aktivitäten, bei denen das Körpergewicht nicht getragen werden muss, haben verständlicherweise klare Vorteile. Gerade das Radfahren ist sehr Gelenk schonend und für übergewichtige Personen als Einstieg zu empfehlen. Dem Cross-Trainer wird aufgrund der ellipsenförmigen Beinbewegungen ebenfalls eine Entlastung für den passiven Bewegungsapparat nachgesagt. Rudern und Schwimmen haben neben dem Vorteil der Entlastung der Gelenke und knöchernen Strukturen den zusätzlichen Vorteil, dass der ganze Körper gegen relativ hohe Widerstände arbeitet. Solche kraftausdauerorientierten Sportarten führen nicht nur zu einer Verbesserung der Ausdauer, sondern auch zu einer Kräftigung der Oberkörpermuskulatur, was bei den meisten Ausdauersportaten zu kurz kommt.

Stöcke bringen keine Entlastung

Nordic-Walking bezieht durch den aktiven Stockeinsatz ebenfalls die Armmuskulatur verstärkt ein und provoziert dazu eine deutlich niedrigere mechanische Belastung als Laufen (Kleindienst et al., 2006). Allerdings ist das Nordic-Walking aus orthopädischer Sicht dem normalen Walking ohne Stöcke in keiner Weise vorzuziehen, auch wenn dies in unseriösen Veröffentlichungen vielerorts propagiert wurde. Im Gegenteil: Nordic-Walking verursacht signifikant höhere vertikale und horizontale Bodenreaktionskräfte, was mit der größeren Schrittlänge und dem daraus resultierenden steileren Fußaufsatz begründet wird. Zudem entsteht beim Nordic-Walking eine größere Kniegelenkbelastung (Kleindienst et al., 2006). Nichtsdestotrotz stellen das Nordic-Walking und Walking gerade für übergewichtige Fitnesssportler eine sinnvolle und Gelenk schonende Alternative zum Laufen dar.

Ranking der Sportarten

Tab. 2: Vergleich von Ausdauersportarten nach verschiedenen Gesundheits- und Fitnessfaktoren

Sportart/ Cardiogerät	Aerobe Ausdauer	Kalorienumsatz; Fettverbrennung	Anstrengungsempfinden	Orthopädische Aspekte	Ganzkörperkräftigung
Laufen	+ + + +	+ + + +	+ + + +	+	+
Radfahren	+ +	+ +	+ +	+ + + +	+
Rudern	+ +	+ + +	+ + +	+ + +	+ + + +
Stepper	+ +	+ + +	+ +	+ + +	+
Cross-Tr.	+ + +	+ + +	+ + +	+ + +	+ +
Schwimmen	+ +	+ + +	+ +	+ + + +	+ + + +
Walking	+ +	+ +	+ +	+ + +	+
Nordic-W.	+ + +	+ + +	+ + +	+ +	+ +

Bewertung: + + + + = hervorragend geeignet   + + + = gut geeignet
+ + = geeignet   + = weniger geeignet

Zusammenfassung

Empfehlungen zum Trainingsinhalt:

- Laufen ist die effektivste Form, um auf angenehme Weise die Ausdauer zu verbessern und Kalorien/Fette zu verbrennen.
- Cross-Trainer und Stepper stellen einen guten Kompromiss zwischen Trainingseffektivität und Gelenkschonung dar.
- Radfahren ist äußerst Gelenk schonend und ermöglicht selbst Einsteigern eine lange Trainingsdauer.
- Schwimmen und Rudern kräftigen den gesamten Körper und entlasten den passiven Bewegungsapparat.
- Walking und Nordic-Walking stellen für Einsteiger und Übergewichtige schonende Alternativen zum Laufen dar.

Kapitel

2

Grundlagen für das Training

Einführung

Steuer- und Messmethoden

Ausdauersportarten und Cardiogeräte

Zeichenlegende und Darstellungsform

Einführung

Nachdem in Kapitel 1 die theoretischen Grundlagen zum Ausdauertraining auf Basis einer *individuellen Steuerung* über Belastungsempfinden und Herzfrequenz gelegt worden sind, sollen nun in Kapitel 2 die praktischen Grundlagen für ein abwechslungsreiches und individuelles Ausdauertraining vorgestellt werden. Dazu gehören das richtige Ableiten der Intensität nach dem Steuermix, Anleitungen zum Messen des SBE und der Herzfrequenz sowie Tipps zum Training in wichtigen Ausdauersportarten und an Cardiogeräten. Denn erst wenn die für die Intensitätssteuerung erforderlichen Messtechniken sowie ein korrekter Bewegungsablauf in der jeweiligen Ausdauersportart beherrscht werden, lässt sich das Training individuell abstimmen und effektiv ausführen.

Gliederung der Programme

In den Kapiteln 3 bis 6 folgt die Vorstellung einer Vielzahl von abwechslungsreichen Programmen für ein fitnessorientiertes Ausdauertraining. Diese sind nach Methoden gegliedert, beginnend mit *Testmethoden (Kapitel 3)*, die einfache Verfahren zur Überprüfung des Fitnesszustands beschreiben. Dem schließen sich verschiedene Trainingseinheiten nach der *Dauermethode (Kapitel 4)*, der *Intervallmethode (Kapitel 5)* und der *Wechselmethode (Kapitel 6)* an, die sich in ihrem Belastungsprofil und damit in ihren speziellen Wirkungen unterscheiden. Zu jeder Trainingsmethode finden sich *Individualprogramme* für verschiedene Sportarten und Cardiogeräte, die dem Sportler ein spezielles, auf ihn abgestimmtes Training ermöglichen. Daneben werden *Spielformen* und *Variationen* mit abwechslungsreichen und spielerischen Möglichkeiten der Ausdauerschulung präsentiert, die in erster Linie für Kinder und Jugendliche geeignet sind.

Wichtige Hinweise

- Trainieren Sie erst nach einem Gesundheitscheck (S. 37)!
- Machen Sie sich vor Beginn des eigentlichen Trainings mit der SBE-Schätzskala vertraut (SBE-Kennenlernprogramme auf den Seiten 40-43).
- Setzen Sie sich vor Beginn des Trainings mit der richtigen Technik in den einzelnen Sportarten und an den Cardiogeräten auseinander, um ein effektives und schonendes Training zu gewährleisten (S. 47-66).
- Das Training nach dem Steuermix (S. 38) wird in den Programmen durch Belastungsprofile mit der SBE- und HF-Skala veranschaulicht. Entscheidend ist das SBE, die Herzfrequenzangaben können aufgrund der Individualität jedes Sportlers nur Richtwerte darstellen und dienen der Kontrolle.

Gesundheitscheck beim Arzt

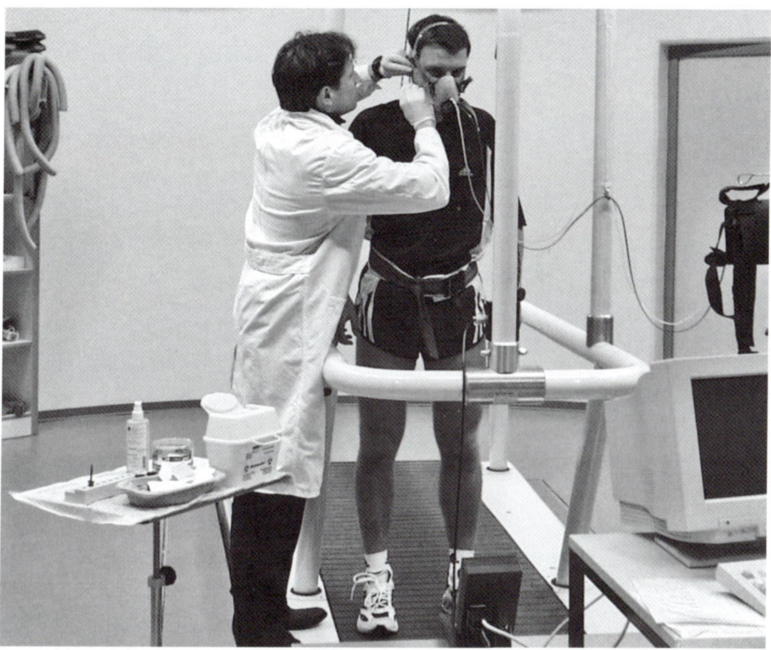

Eine sportärztliche Vor- bzw. Basisuntersuchung sollte folgende Bereiche umfassen (Hollmann & Hettinger, 2000, S. 614):

- Anamnese
- körperliche Untersuchung
- Ruhe-EKG, Belastungs-EKG, Blutdruckmessung
- Urinuntersuchung
- Beratung
- Erstellung eines Blutbildes (u. a. Hämoglobin, Leukozyten, Harnstoff, Harnsäure, Kalium, Magnesium, Eisen), um Mangelerscheinungen oder chronische Entzündungen ausschließen zu können.

Hinweise

- Der Gesundheitscheck ist vor Beginn des Trainings zwingend notwendig.
- Auch Trainierte sollten in regelmäßigen Abständen (1-mal pro Jahr) einen Gesundheitscheck durchführen lassen.
- Kontraindikationen gegenüber Ausdauertraining: Frischer Herzinfarkt oder Schlaganfall, Herzinsuffizienz, Herzklappenfehler, Arterieller Bluthochdruck, schwere Herzrhythmusstörungen, instabile Angina Pectoris, Aneurysmen (krankhafte Erweiterung einer Schlagader), akute oder chronische Infektionen oder Entzündungen.

Training nach dem Steuermix

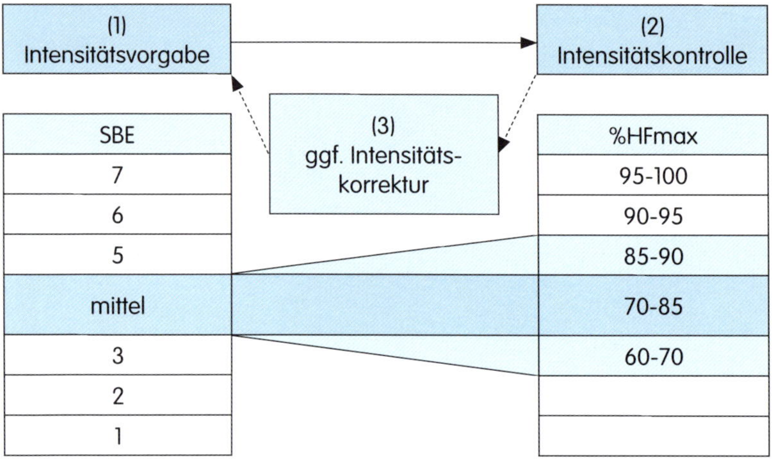

(1) Intensitätsvorgabe		(2) Intensitätskontrolle
	(3) ggf. Intensitätskorrektur	
SBE		%HFmax
7		95-100
6		90-95
5		85-90
mittel		70-85
3		60-70
2		
1		

SBE führt, HF kontrolliert:

Schritt 1: an SBE-Zielbereich „mittel“ herantasten und konstant halten
Schritt 2: Herzfrequenzzielbereich „70-85% HFmax“ kontrollieren
Schritt 3: gegebenenfalls Korrektur der Intensität, wenn Herzfrequenz den Zielbereich deutlich verlässt

Hinweise

Das Belastungsprofil der *Individualprogramme* wird mit Hilfe der beiden Intensitätsskalen SBE (Subjektives Belastungsempfinden) und %HFmax (prozentual in Anspruch genommene maximale Herzfrequenz) graphisch veranschaulicht. Dabei ist Folgendes zu beachten: *Primäre Steuergröße* ist das SBE! Der Prozentsatz der individuellen maximalen Herzfrequenz hat nur eine *Kontrollfunktion* und sichert die Intensität ab. Zum Beispiel sollte bei SBE „mittel“ nach unten ein Wert von 70%HFmax nicht unterschritten, nach oben ein Wert von 85%HFmax nicht überschritten werden. Bei einem Maximalpuls von 200 liegt der Trainingsbereich also zwischen 140 und 170 Schlägen pro Minute. Nur wenn der vorgegebene Herzfrequenzkorridor *deutlich* verlassen wird, sollte die Belastung korrigiert werden! Beachten Sie dabei die bewegungsform- und geschlechtsabhängige Differenzierung der Herzfrequenzbereiche (vgl. Abb. 10, S. 25). Diese ermöglicht eine bessere Einordnung des Trainingspulses.

Ermittlung des Body-Mass-Index (BMI)

$$\text{Body-Mass-Index (BMI)} = \frac{\text{Körpergewicht (kg)}}{\text{Körpergröße (m}^2\text{)}}$$

Beispiel: Testperson:
- Körpergewicht: 58kg
- Körpergröße: 1,65

→ **BMI** = 58kg / $(1{,}65\text{m})^2$ = **21,3**

Normwerte für den BMI:
Unter 19: Untergewicht
19-25: Normalgewicht
26-30: leichtes Übergewicht
Über 30: Übergewicht

Hinweise

- Da das Körpergewicht von vielen Einflussfaktoren abhängig ist (Trinken, Schwitzen), muss beim Messen auf standardisierte Bedingungen geachtet werden.
- Auf keinen Fall nach Ausdauerbelastungen oder nach Mahlzeiten bzw. Flüssigkeitsaufnahme messen.
- Gewichtskontrolle am besten immer nüchtern direkt nach dem Aufstehen und ohne Kleidung durchführen.
- Die Interpretation des BMI wird durch extrem ausgebildete Muskulatur (z. B. bei Body-Buildern) verfälscht.
- Bei einem BMI von 26-30 sollte das Ziel der Fettverbrennung beim Training im Vordergrund stehen (→ Programme D5, D8, D9), bei einem BMI von über 30 ist eine dringende Gewichtsreduzierung in Verbindung mit Ernährungsumstellung anzuraten; das Training sollte auf dem Rad, mit Schwimmen oder Walking begonnen werden (→ Programme D9, W2, W3, W15).

SBE-Kennenlernprogramm BASIS

7	=	sehr schwer	Höchstmögliches Tempo, nur kurz möglich; höchst anstrengend
6	=	schwer	Laute und schnelle Atmung, Beine schmerzen; Ausdauer-Grenzbereich
5	=	**mittel – schwer**	Atmung wird deutlich spürbar und hörbar, Sprechen fällt schwer
4	=	**mittel**	Anstrengung im Wohlfühlbereich; Unterhalten noch möglich
3	=	**leicht – mittel**	Beanspruchung wird jetzt deutlich wahrgenommen
2	=	leicht	„Spargang"; Herz-Kreislauf-Reaktion kaum spürbar
1	=	sehr leicht	Keinerlei Anstrengung wie beim ruhigen Gehen

Training ohne Unterbrechung mit stufenweise steigendem SBE:
a) 5 min „leicht" zum Aufwärmen
b) 5 min „leicht-mittel" – 10 min „mittel" – 5 min „mittel-schwer"
c) 5 min „leicht" zum Abwärmen

Hinweise

- Dieses Programm dient dazu, sich mit der Schätzskala vertraut zu machen.
- Durchführung in jeder Ausdauersportart und mit jedem Cardiogerät möglich.
- Konzentrieren Sie sich vor allem auf die Rückmeldungen von arbeitender Muskulatur und Atmung (siehe Beschreibungen).
- Gehen Sie bei Ihrer subjektiven Intensitätswahl immer von der angestrebten Gesamtbelastungsdauer aus (→ hier 30 min). Wählen Sie z. B. auf der ersten Stufe ein Tempo, das Ihnen 30 min lang „leicht" fallen würde.
- Regulieren Sie bei Bedarf das Tempo wieder nach unten, wenn das SBE auf einer Stufe steigen sollte; beim Laufen ist auch Gehen jederzeit erlaubt.
- Bei Intensität „mittel" liegen nicht nur drei Stufen darunter, Sie sollten auch noch drei höhere Intensitätsstufen bewältigen können.
- Lassen Sie sich nicht durch Mittrainierende bei der Intensitätswahl beeinflussen. Anfangs am besten allein trainieren und auf die eigenen Empfindungen konzentrieren.

Variationen

- Je nach Trainingszustand auch längere und kürzere Stufen mit SBE 4 und 5 einstreuen.

SBE-Kennenlernprogramm EINSTEIGER

7	=	sehr schwer	Höchstmögliches Tempo, nur kurz möglich; höchst anstrengend
6	=	schwer	Laute und schnelle Atmung, Beine schmerzen; Ausdauer-Grenzbereich
5	=	mittel – schwer	Atmung wird deutlich spürbar und hörbar, Sprechen fällt schwer
4	=	**mittel**	Anstrengung im Wohlfühlbereich; Unterhalten noch möglich
3	=	**leicht – mittel**	Beanspruchung wird jetzt deutlich wahrgenommen
2	=	leicht	„Spargang"; Herz-Kreislauf-Reaktion kaum spürbar
1	=	sehr leicht	Keinerlei Anstrengung wie beim ruhigen Gehen

Training ohne Unterbrechung mit wechselndem SBE:

a) 5 min „leicht" zum Aufwärmen
b) 5 min „leicht-mittel" – 5 min „mittel" – 5 min „leicht-mittel"
c) 5 min „leicht" zum Abwärmen

Hinweise

- Dieses Programm dient dazu, sich mit der Schätzskala vertraut zu machen.
- Durchführung in jeder Ausdauersportart und mit jedem Cardiogerät möglich.
- Beachten Sie die Hinweise bei *SBE-Kennenlernprogramm BASIS*.
- Wenn beim Laufen das SBE auch beim Einstiegstempo sofort über „mittel" steigt, sollte durchweg gegangen werden.
- Sie sollen sich auf allen 3 Stufen während der gesamten Belastung *wohl fühlen*, beginnen die Empfindungen unangenehm zu werden (z. B. schmerzende Beine, stechende und laute Atmung), verlassen Sie den Wohlfühlbereich und das Tempo ist zu reduzieren.

Variationen

- Kürzere Stufen von 3 min Dauer, dafür häufigere Wechsel in der Intensität: SBE 3 – 4 – 3 – 4 - 3.

SBE-Kennenlernprogramm TRAINIERTE

7	=	sehr schwer	Höchstmögliches Tempo, nur kurz möglich; höchst anstrengend
6	=	**schwer**	Laute und schnelle Atmung, Beine schmerzen; Ausdauer-Grenzbereich
5	=	**mittel – schwer**	Atmung wird deutlich spürbar und hörbar, Sprechen fällt schwer
4	=	**mittel**	Anstrengung im Wohlfühlbereich; Unterhalten noch möglich
3	=	**leicht – mittel**	Beanspruchung wird jetzt deutlich wahrgenommen
2	=	leicht	„Spargang"; Herz-Kreislauf-Reaktion kaum spürbar
1	=	sehr leicht	Keinerlei Anstrengung wie beim ruhigen Gehen

Training ohne Unterbrechung mit wechselndem SBE:

a) 5 min „leicht" zum Aufwärmen

b) 5 min „leicht-mittel" – 3 min „leicht" – 5 min „mittel" – 3 min „leicht" – 5 min „mittel-schwer" – 3 min „leicht" – 5 min „schwer"

c) 5 min „leicht" zum Abwärmen

Hinweise

- Dieses Programm dient dazu, sich mit der Schätzskala vertraut zu machen.
- Beachten Sie die Hinweise bei *SBE-Kennenlernprogramm BASIS*.
- Führen Sie dieses Programm nur durch, wenn Sie in der Lage sind, mindestens 45 min am Stück zu laufen bzw. regelmäßig trainieren.
- Konzentrieren Sie sich auf die unterschiedlichen Körperwahrnehmungen bei den Intensitätswechseln.
- Mit SBE 5 wird der „Wohlfühlbereich" zwar verlassen, aber eine andauernde Belastung sollte damit problemlos möglich sein.
- SBE 6 stellt die absolute Obergrenze für eine Dauerleistung dar.

Variationen

- Wählen Sie die Zwischenstufen mit „leicht" unter Umständen auch länger als drei Minuten, wenn in diesem Zeitraum das angestrebte SBE 2 noch nicht erreicht ist.

SBE-Kennenlernprogramm KINDER

schwer	**Sehr anstrengend!** Meine Beine/Arme schmerzen Meine Atmung geht schnell und laut Das Tempo halte ich nicht lange durch
mittel	**Strengt mich schon etwas an!** **Mit dem Tempo halte ich lange durch** **Ich höre meine gleichmäßige Atmung** **Ich kann immer noch schneller laufen**
leicht	**Fast keine Anstrengung!** Die Bewegung fällt mir leicht Ich spüre meine Atmung kaum Unterhalten ist kein Problem

Die Schätzskala wird deutlich sichtbar in der Halle/auf dem Platz aufgestellt. Nach der Beschreibung von SBE „leicht“ sollen die Kinder 3 min nach dieser Vorgabe jedes für sich frei und durcheinander laufen oder auch gehen und auf die Atmung und das Gefühl in den Beinen achten. Danach beschreiben die Kinder gemeinsam mit dem Trainer ihre Empfindungen (bewusstes Feedback). Im Anschluss daran erfolgt eine Wiederholung über 3 min mit SBE „mittel“ und 3 min mit SBE „schwer“.

Hinweise

- Dieses Programm dient dazu, sich mit der Schätzskala vertraut zu machen.
- Verbindung mit *Herzfrequenz-Messung* (S. 44) bietet sich an.
- Die Aufmerksamkeit gezielt auf Atmung und Empfindungen in den Beinen bzw. Armen lenken.

Variationen

- Rakete: Die drei Stufen werden ohne Pause hintereinander „gezündet“.
- Nach jeder Stufe wird zusätzlich der Puls gemessen.

Herzfrequenz-Messung

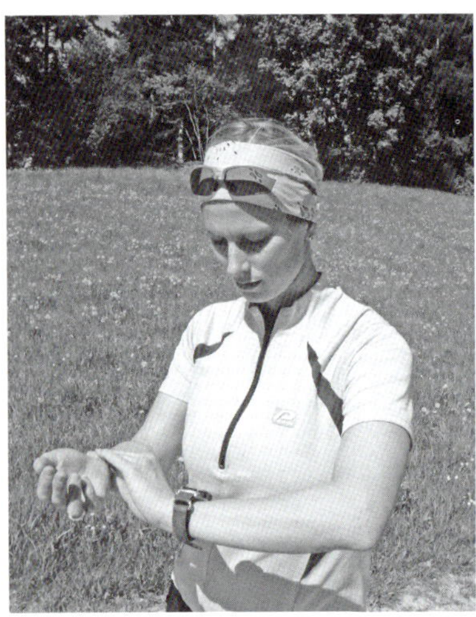
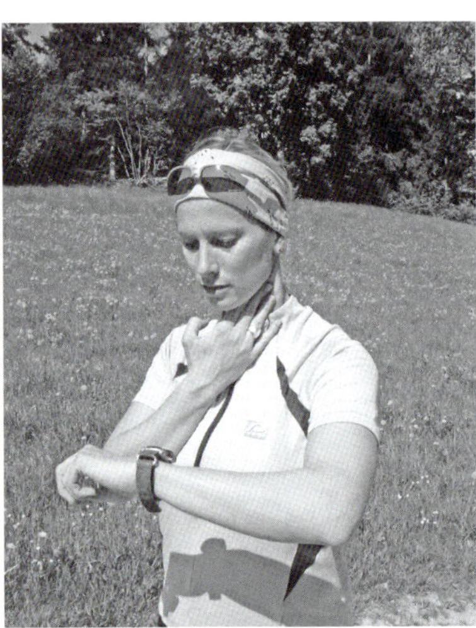

Die Herzfrequenz kann entweder am Handgelenk (innen an der Daumenseite) oder an der Halsschlagader (seitlich am Hals unter dem Kinn) mit den Fingern gemessen werden. Dazu werden Mittel- und Zeigefinger an die jeweilige Stelle gedrückt. Mit Hilfe einer Uhr werden die Schläge 10 oder 15 Sekunden gezählt und der Wert dann mit 6 bzw. 4 multipliziert, um auf die Herzfrequenz pro Minute zu schließen.

Hinweise

- Die Herzfrequenz sinkt nach Belastungsende sehr schnell ab, so dass der Messwert in der Regel ca. 10 Schläge unter dem eigentlichen Belastungswert liegt → maximal 15 Sekunden lang messen.
- Bei 10-sekündiger Messung können sich durch das kurze Messintervall und durch die Multiplikation mit 6 recht große Messfehler ergeben.
- Kinder können die Belastungs-HF auch direkt an der Brust messen (rechte Handfläche auf die linke Brust legen), wenn sie Probleme haben, den Puls am Handgelenk oder Hals schnell zu finden.

Variationen

- Ruhe-HF: nach mind. 5-minütiger Ruhephase im Sitzen/Liegen oder früh vor dem Aufstehen über 60 sek messen.
- Belastungs-HF: während des Trainings oder unmittelbar nach Abbruch/Unterbrechung des Trainings über maximal 15 sek messen.
- Nachbelastungs-HF: 1, 3 und 5 min nach Belastungsabbruch → je schneller der Puls absinkt, desto besser ist der Trainingszustand.

Ermittlung der maximalen Herzfrequenz: Faustformel

Ableitung der maximalen Herzfrequenz:
(Lagerstrom & Graf, 1986)

HFmax = 220 – Lebensalter

Bsp.: Alter: 28
HFmax = 220-28
HFmax = 192

Ableitung der Trainingsherzfrequenz bei „mittel“:
Bsp.: 70 bis 85%Hfmax
70% × 192 = 134
85% × 192 = 163
–> %HFmax = 134-163

Frauen: plus 5-10 Schläge: 139/144-168/173

Hinweise

- Die HFmax sinkt mit steigendem Lebensalter.
- Die über Faustformel ermittelte HFmax stellt nur einen auf Mittelwerten basierenden Wert dar, es existieren teils starke Abweichungen zwischen 10 bis 20 Schlägen.
- Trainierte ohne Kontraindikationen (vgl. *Gesundheitscheck*) sollten einen Test zur Ermittlung der tatsächlichen maximalen Herzfrequenz durchführen (vgl. *Ermittlung der maximalen Herzfrequenz: Belastungstest* auf der folgenden Seite).
- Die Ableitung über die Faustformel bietet sich für Einsteiger und reine Gesundheitssportler an, die auf eine körperliche Ausbelastung verzichten möchten bzw. nicht in der Lage sind, bis an die Grenze der körperlichen Leistungsfähigkeit zu gehen.
- Achtung: Ältere Personen, die eine gute bis sehr gute Ausdauerleistungsfähigkeit besitzen, weisen meist eine deutlich höhere maximale Herzfrequenz auf, als durch die Faustformel ermittelt wird!

Ermittlung der maximalen Herzfrequenz: Belastungstest

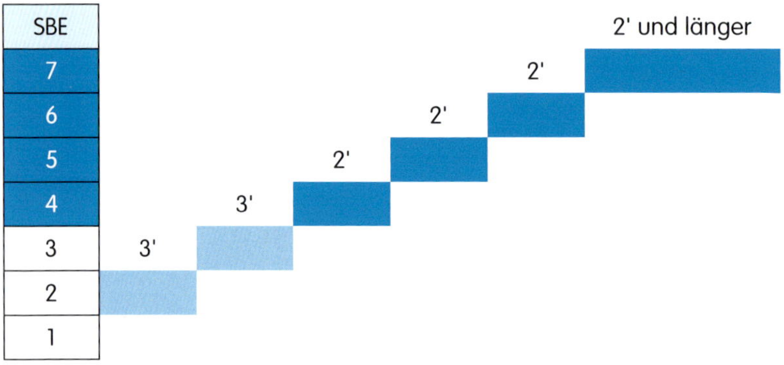

In ca. 6 min an Intensität SBE 4 herantasten – 2 min SBE 4 halten – alle 2 min das SBE um einen Skalenwert steigern – SBE 7 bis zur subjektiven Erschöpfung halten. Abbruch, wenn Tempo, Wattzahl, oder Stufe nicht mehr gehalten werden können. **Bei bzw. unmittelbar nach Belastungsabbruch** die Herzfrequenz messen.

Hinweise

- Die Belastungszeit (beginnend mit SBE 4) bis Abbruch sollte zwischen 8 und 10 Minuten betragen.
- Nach Belastungsabbruch sofort ruhig weitergehen oder -radeln.
- Die Ermittlung der HFmax sollte im Laufen (Alternative: Cross-Trainer) durchgeführt werden, da Höchstwerte in der Regel nur bei dieser Bewegungsform erzielt werden können. Auf dem Rad liegt die Herzfrequenz meist 5-10 Schläge unter dem Laufen.
- Eine wirklich exakte Ermittlung ist nur durch eine Pulsuhr möglich.
- Bei Handmessung sollte – aufgrund des sehr schnellen Absinkens des Pulses nach Abbruch – nur über 10 sek Dauer gemessen, der Wert mit 6 multipliziert und zu dem Ergebnis 10 Schläge addiert werden (Zintl, 1994).
- Achtung: Einsteigern und Älteren ist von diesem Test aufgrund der hohen Herz-Kreislaufbeanspruchung dringend abzuraten. Außerdem ist ein Vordringen in den Grenzbereich und das Abrufen der maximalen Herzfrequenz in der Regel ohnehin nur gut Trainierten möglich → Ältere und Einsteiger sollten die HFmax besser über die Faustformel ableiten (vgl. *Ermittlung der maximalen Herzfrequenz: Faustformel*).

Laufen

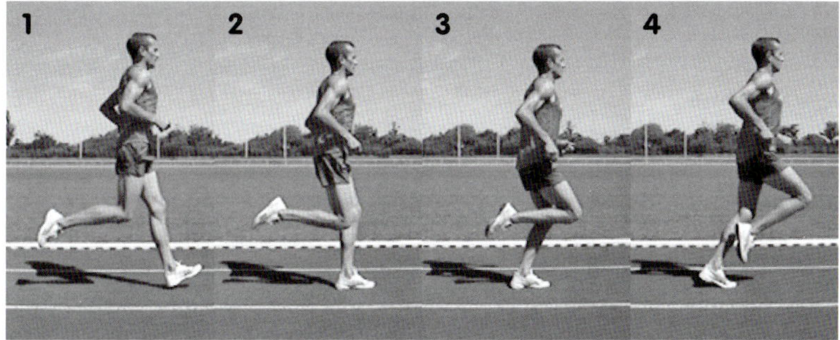

Bewegungsablauf

Ziehendes Laufen

- Der Vortrieb wird während der Stützphase durch ein aktives „Ziehen" des Körpers nach vorne bzw. des Fußes nach hinten erzeugt. Das „ziehende Laufen" wird bereits vor dem aktiv greifenden Fußaufsatz (Schwungzug) eingeleitet und während der Stützphase (Stützzug) fortgesetzt (vgl. Bilder 1 bis 3).
- Nach dem Stützzug wird das Bein locker und mit geringem Kniehub nach vorne geschwungen (vgl. Bilder 2 und 3).

Flaches Laufen

- Die horizontale Amplitude sollte möglichst gering gehalten werden: „flaches" Laufen ohne Abdruck vom Ballen, kurze Stützphase ohne großes Einbrechen der Knie (vgl. Bild 3).

Weiches Abrollen

- Der Fußaufsatz erfolgt beim Dauerlauf über die Ferse (vgl. Bild 1), es folgt ein weiches Abrollen („leise").

Frequenzorientiert

- Die Schritte sollten eher kürzer und frequenzbetont gestaltet und ans Gelände angepasst werden: Bergauf: kurze Schritte, aktiver Armeinsatz. Bergab: lange Schritte, schnelles Abrollen/Ziehen.

Aufrechter Oberkörper

- Der Oberkörper bleibt aufrecht, die gewinkelten Arme werden locker mitgeführt, Daumen zeigen nach oben („Geldzählen").
- Die Atmung sollte auf die Schritte abgestimmt werden (Atemschrittrhythmus). Bei SBE „mittel" bietet sich ein 3-Schritt-Atemrhythmus an: auf 3 Schritte ein- und auf 3 Schritte ausatmen. Bei SBE „schwer": auf 2 Schritte ein- und auf 2 Schritte ausatmen.

Hinweise

- Konzentrieren Sie sich beim Laufen mit „mittel" vor allem auf zentrale Rückmeldungen der Atmung („Laufen ohne Schnaufen") → ein 3-Schritt-Atemrhythmus sollte problemlos durchgehalten werden können.
- Beim Laufen mit SBE 5 bis 6 müssen Sie langsam die Atmung umstellen (2-Schritt-Rhythmus) und lokale Signale (wie Schmerzen in den Beinen) gewinnen an Einfluss.

- Beim Bergauf- und Bergablaufen im Gelände reagiert die HF sehr sensibel und variiert stark → SBE ist entscheidend!
- 20-30-minütiges Laufen mit SBE 3 eignet sich hervorragend zur Unterstützung der Regeneration nach einem harten Trainingstag oder zum Lockern der Beine nach dem Skifahren oder einem Krafttraining.
- Laufen erzeugt im Vergleich zu den anderen Ausdauersportarten bei vergleichbarem SBE die höchste Herz-Kreislaufbeanspruchung und damit auch höhere Herzfrequenzen: bei SBE 5 bis 6 (anaerobe Schwelle) können bei Trainierten auch 90-95% der HFmax erreicht werden.
- Einsteiger erzielen bereits mit einer kurzen Trainingsdauer von 20 min gute Effekte auf die aerobe Ausdauer.

Tab. 3: Steuermix beim Laufen

SBE	Zielbereich	% HFmax
sehr schwer		95-100
schwer	Grenzbereich	90-95
mittel-schwer	**Entwicklungsbereich**	**85-90**
mittel	**zentraler GuF-Bereich**	**75-85**
leicht-mittel	**Regenerationsbereich**	**70-75**
leicht		
sehr leicht		

Bewertung

+ größte Effekte auf aerobe Ausdauer, Kalorienverbrauch und Fettverbrennung bei angenehmem Anstrengungsempfinden
+ immer und überall anwendbar

– relativ hohe Belastung für den passiven Bewegungsapparat
– für Übergewichtige und Einsteiger nicht lange durchführbar

Rad fahren und Radergometer

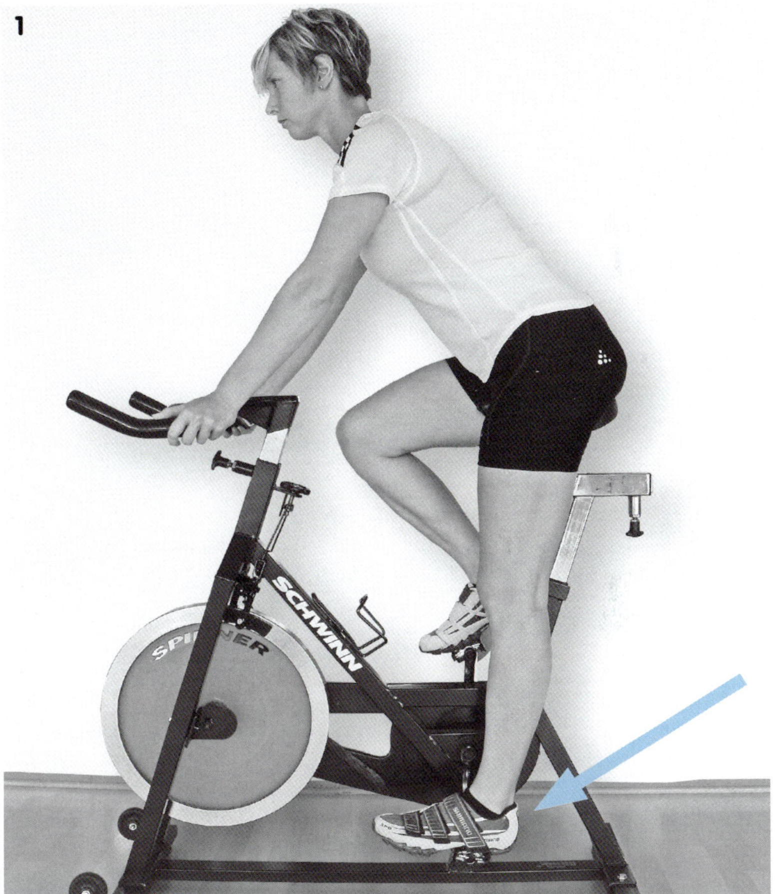

Vorbereitung

- Einstellen der Sitzhöhe: Bei gestrecktem Bein (Hüfte waagrecht) sollte die Ferse das Pedal in 6-Uhr-Stellung gerade berühren (vgl. Pfeil, Bild 1).
- Im Gesundheits- und Fitnessbereich sollten Sie einen aufrechten Sitz bevorzugen, um den unteren Rücken zu entlasten → relativ kurzes Oberrohr und steiler Lenkervorbau.
- Auf dem Ergometer und dem Rennrad den Sattel waagrecht stellen, beim Mountainbike bietet sich ein leicht nach vorne geneigter Sattel an.
- Klickpedale sind Voraussetzung, um mit einem „runden Tritt“ fahren zu können (siehe Bewegungsablauf).

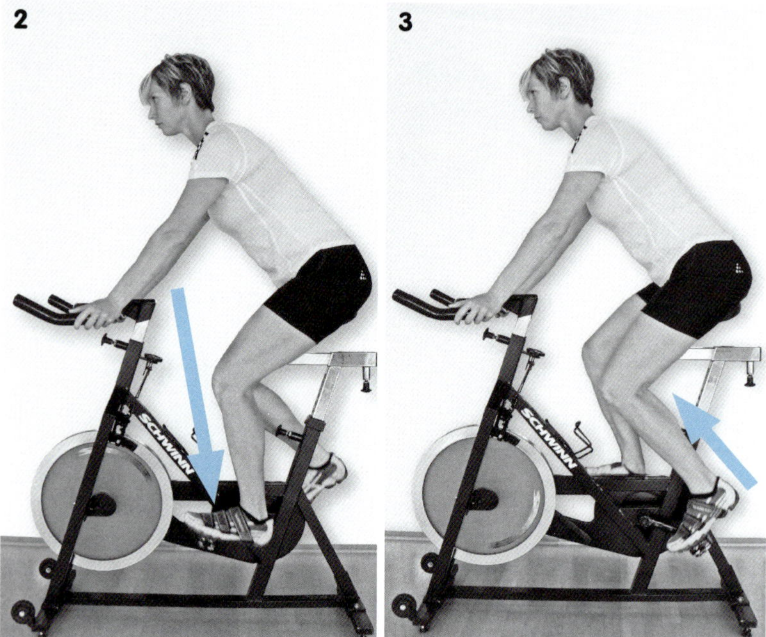

Bewegungsablauf

Druck nach unten

Zug nach oben

- Es ist ein „runder Tritt" anzustreben: Über die gesamte Pedalumdrehung soll Vortrieb erzeugt werden → Druck von 12-Uhr-Stellung bis 6-Uhr-Stellung (vgl. Bild 2) und Zug von 6-Uhr-Stellung bis 12-Uhr-Stellung (vgl. Bild 3) → Oberschenkelvorderseite und -rückseite tragen zum Vortrieb bei → Belastung wird auf mehrere Muskeln verteilt.
- Für ein Training im zentralen GuF-Bereich bietet sich eine Trittfrequenz von 60-80 U/min an.

Oberkörper ruhig

- Der Oberkörper hat stabilisierende Funktion und bleibt ruhig und entspannt, die Beine arbeiten flüssig.
- Wählen Sie am Berg möglichst kleine Gänge bei Erhalt der Trittfrequenz → schnelle Ermüdung wird verhindert.

Hinweise

- Auf dem Radergometer wird bei einer gegebenen Leistung (Wattzahl) der Widerstand pro Umdrehung durch die Frequenz beeinflusst (höhere Frequenz → geringerer Widerstand pro Umdrehung).
- Zunächst an die empfohlene Frequenz herantasten, dann über die Wattzahl (Widerstand) die gewünschte Intensität ansteuern.

- HF wird stark vom Streckenprofil beeinflusst und unterliegt großen Schwankungen → SBE ist entscheidend.
- Bei „mittel" beeinflussen vor allem lokale Rückmeldungen aus den Beinen das Belastungsempfinden, die Atmung wird erst im Bereich der anaeroben Schwelle (SBE 5 bis 6) deutlich wahrgenommen.
- Im GuF-Bereich sollte frequenzorientiert (60-80 U/min) trainiert werden → frühzeitige lokale Ermüdung in den Beinen wird verhindert.
- Geringe Trittfrequenzen (50-60 U/min) verbessern die Kraftausdauer (Dauer: 20-30 min).

Tab. 4: Steuermix beim Radfahren

SBE	Zielbereich	% HFmax
sehr schwer		90-100
schwer	Grenzbereich	80-90
mittel-schwer	**Entwicklungsbereich**	**75-80**
mittel	**zentraler GuF-Bereich**	**65-75**
leicht-mittel	**Regenerationsbereich**	**55-65**
leicht		
sehr leicht		

Bewertung

+ ideal für Einsteiger und Übergewichtige
+ Entlastung des passiven Bewegungsapparates

– relativ kleiner Bewegungsumfang
– relativ hohes SBE im trainingswirksamen Bereich
– schnelle lokale Ermüdung in den Beinen durch kleine eingesetzte Muskelmasse
– relativ geringer Energieumsatz

Kraulschwimmen

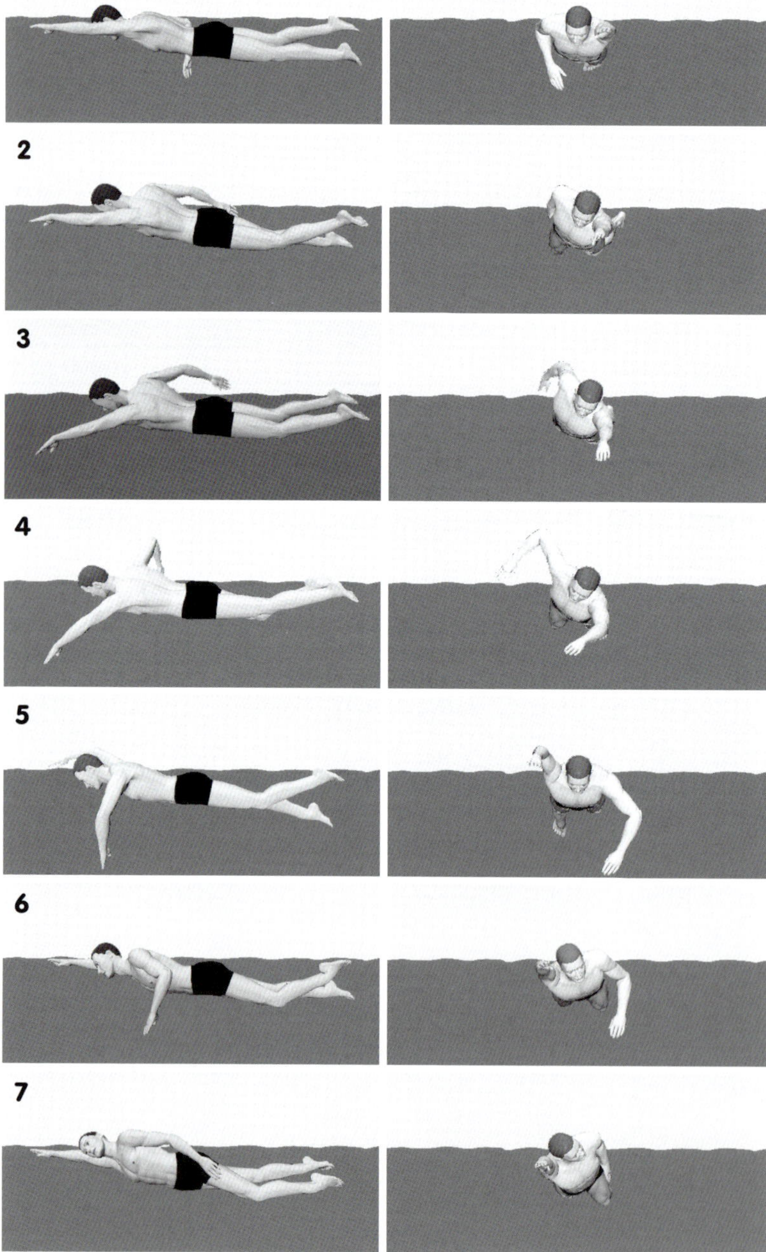

Armarbeit

Unterwasserphase (Vortriebsphase)

Wasserfassen mit langem Arm

- Wasserfassen: unter vollkommener Arm- und Schulterstreckung erfolgt das Eintauchen in Verlängerung der Schulter mit den Fingern zuerst; „Greifen" des Wassers durch Kippen der Hand (Finger leicht geöffnet) nach unten und außen; Ellbogen bleibt oben und darf nicht absinken (vgl. Bilder 1 und 2).

Zugphase mit hohem Ellbogen

- Zugphase: Rückwärts-Einwärtsführen des Armes mit hohem Ellbogen unter zunehmender Beugung im Ellbogen; am Ende der Zugphase auf Schulterhöhe ist ein Ellbogenwinkel von ca. 90° erreicht (vgl. Bilder 3 bis 5).

Druckphase bis zum Oberschenkel

- Druckphase: allmähliche Streckung des Armes unter dem Bauch bis zum Oberschenkel (druckvoll beschleunigend); am Ende völlige Armstreckung mit Enddruck aus der Hand (vgl. Bilder 5 bis 7).

Überwasserphase (Erholungsphase)

Über Wasser mit hohem Ellbogen

- Arm verlässt das Wasser mit dem Ellbogen zuerst und wird nahe am Körper mit hohem Ellbogen möglichst locker und kraftsparend nach vorne gebracht, dies wird durch ein leichtes Rollieren um die Körperlängsache unterstützt (vgl. Bilder 3 bis 5).

Beinschlag

- Der Beinschlag hat in erster Linie stabilisierende Wirkung, verhindert ein Absinken der Beine und garantiert so eine günstige Wasserlage.

Aktiv nach unten schlagen

- Aktiver Beinschlag nach unten aus der Hüfte, passive Beugung des Kniegelenks durch Wasserwiderstand, peitschenartiges Nach-Unten-Schlagen des Unterschenkels mit überstrecktem Sprunggelenk; lockeres Sprunggelenk (vgl. Bilder 8 und 9).
- Überwiegend passive Aufwärtsbewegung mit gestrecktem Knie (vgl. Bilder 10 und 11).

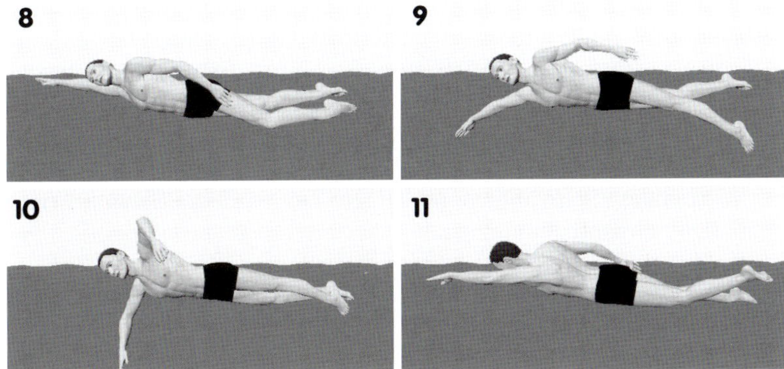

Wasserlage und Atmung

Rollieren um die Längsachse

- „Gleitbootlage“ mit geringem Anstellwinkel (vgl. Bild 9).
- Ausatmen gleichzeitig durch Mund und Nase unter Wasser.
- Einatmen nach Drehung des Kopfes zur Seite während der Überwasserphase des Armes auf der Atemseite. Leichtes Rollieren des Körpers um die Längsache erleichtert das Aufdrehen. Das Atmen im durch den Kopf erzeugten „Wellental“ erlaubt ebenfalls eine geringere Kopfdrehung (vgl. Bilder 8 und 9).

Atmung: Kopf zur Seite drehen

- Zweierzug: Es wird nach jedem Armzyklus (ein Zug auf jeder Seite) immer auf derselben Seite geatmet.
- Dreierzug: Es wird nach jedem dritten Zug links und rechts im Wechsel geatmet, dazwischen liegt ein Zug ohne Atmung.
- Vierer-, Fünfer-Zug: Nach jedem vierten, fünften Zug atmen.

Gesamtkoordination

- Alternierende Bewegungen der Arme und Beine, so dass ein ununterbrochener Vortrieb gewährleistet wird (keine Pause).
- Für das Ausdauertraining bietet sich ein Zweierbeinschlag oder Schleppschlag an (2 Beinschläge pro Armzyklus).
- Bei schnellerem Schwimmen (z. B. Intervalle) ist auch ein Sechserbeinschlag möglich (6 Beinschläge pro Armzyklus).

Hinweise

- Konzentrieren Sie sich beim Schwimmen mit „mittel“ vor allem auf lokale Rückmeldungen der Armmuskulatur. Daneben spielt auch die Atmung eine große Rolle. Beim Kraulen sollte ein Dreierzug möglich sein, ohne in Atemprobleme zu kommen.
- Streben Sie ein gleichmäßiges Tempo an.
- Beginnen Sie gerade bei der Dauermethode nicht zu schnell, da dies aufgrund der relativ hohen Widerstände im Wasser schnell zur lokalen Ermüdung führen kann und das Training dann frühzeitig abgebrochen werden muss.
- Wenn im Kraulen ein SBE von „mittel“ nicht lange durchgehalten kann, dann sollte in Brust oder Rücken-Gleichschlag (beide Arme ziehen in Rückenlage gleichzeitig, dazu Brust-Beinschlag) gewechselt werden.
- Bei längeren Strecken ist Kraul-Dreierzug anzustreben, um Einseitigkeit zu vermeiden.
- „Gleitendes“ Schwimmen mit langem Zug ist einem frequenzorientierten Schwimmen vorzuziehen.

Tab. 5: Steuermix beim Schwimmen

SBE	Zielbereich	% HFmax
sehr schwer		90-100
schwer	Grenzbereich	80-90
mittel-schwer	**Entwicklungsbereich**	**75-80**
mittel	**zentraler GuF-Bereich**	**65-75**
leicht-mittel	**Regenerationsbereich**	**55-65**
leicht		
sehr leicht		

Bewertung

+ große Effekte auf den Kalorienverbrauch
+ Gelenk schonendes und entlastendes Training
+ ideal für Ältere und Übergewichtige
+ Kräftigung der Oberkörpermuskulatur

– technische Voraussetzungen (z. B. ökonomische Kraultechnik)
– Kraul ist für Einsteiger aufgrund der lokalen Ermüdung in den Armen nicht lange durchführbar

Walking

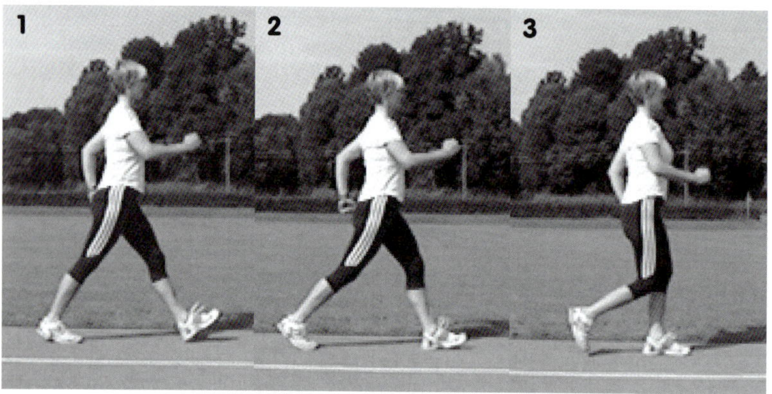

Bewegungsablauf

- Im Gegensatz zum Laufen hat immer ein Fuß Bodenkontakt (keine Flugphase).
- Der Oberkörper bleibt stets aufgerichtet und wirkt stabilisierend, die Schultern sind locker und entspannt, der Rücken gerade.

Aufrechter Oberkörper

- Die Arme werden aktiv und gegengleich zu den Beinen mitbewegt (Diagonalschritt). Dabei sind die Ellbogen bis maximal 90° gebeugt (vgl. Bild 1).
- Die Hände schwingen hüftbreit bis auf Höhe des Brustbeins, die Daumen zeigen nach oben („Geld zählen").

Keine Hüftrotation

- Beim gesundheits- und fitnessorientierten Walking erfolgt im Gegensatz zum Wettkampfgehen keine Hüftrotation.
- Flacher Fußaufsatz mit der Außenseite der Ferse und weiches Abrollen (vgl. Bild 2).

Fußaufsatz über Ferse

- Der Vortrieb wird vor allem durch ein aktives Ziehen des belasteten Beines nach hinten gewährleistet (vgl. Bild 3).
- Das Knie sollte beim Aufsatz nicht völlig gestreckt sein, da sonst die Oberschenkelmuskulatur nicht in der Lage ist, den Kraftstoß beim Fußaufsatz abzudämpfen (vgl. Bild 2).

Keine Kniestreckung

- Frequenzorientiert mit relativ kurzen Schritten walken (keine weiten Ausfallschritte nach vorne).

Relativ kurze Schritte

Hinweise

- Beim Training mit SBE „mittel" liegt der Konzentrationsschwerpunkt auf zentralen Rückmeldungen der Atmung.
- Temposteigerungen sind über eine Frequenzerhöhung und weniger über eine Verlängerung der Schritte anzustreben.

- Die Herzfrequenz liegt bei vergleichbarer Intensität bzw. identischem SBE leicht unter der beim Nordic-Walking.
- Zur Erhöhung des Energieumsatzes und zur Kräftigung des Oberkörpers können auch leichte (bis 1 kg) Kurzhanteln oder Gewichtsmanschetten am Handgelenk mitgeführt werden.
- Höhere Intensitäten über dem zentralen GuF-Bereich sind nicht zu empfehlen, da sonst die Belastung der Gelenke deutlich zunimmt und verstärkt koordinative bzw. technische Probleme auftreten können.

Tab. 6: Steuermix beim Walking

SBE	Zielbereich	% HFmax
sehr schwer		90-100
schwer	Grenzbereich	80-90
mittel-schwer	**Entwicklungsbereich**	**75-80**
mittel	**zentraler GuF-Bereich**	**65-75**
leicht-mittel	**Regenerationsbereich**	**55-65**
leicht		
sehr leicht		

Bewertung

+ ideal für Einsteiger und Übergewichtige → reizwirksame Dauer kann leichter erreicht werden
+ Entlastung des passiven Bewegungsapparates

– Relativ kleiner Bewegungsumfang
– geringere Dynamik als beim Laufen (keine Flugphase)
– relativ geringer Energieumsatz

Nordic-Walking

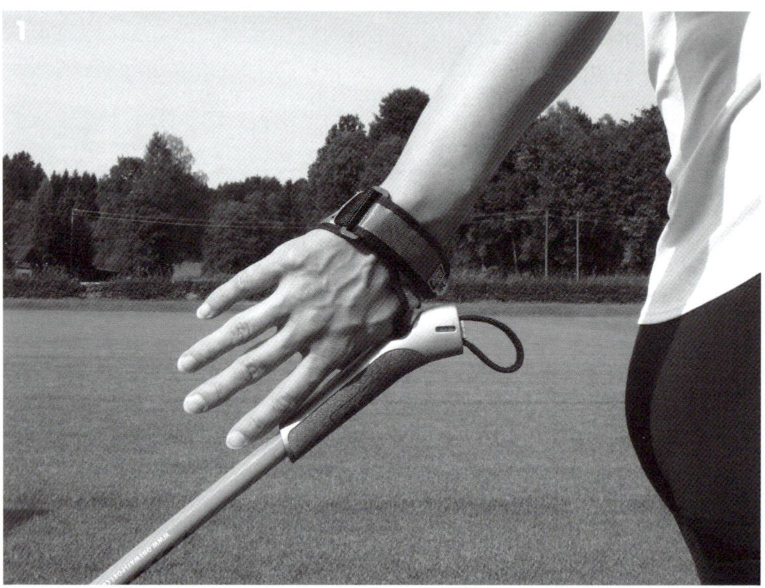
1

Stöcke

- Faustformel zur Ermittlung der Stocklänge: Körpergröße (in cm) x 0,66 bis 0,7 → bei senkrecht aufgesetztem Stock sollte der Ellbogenwinkel nicht größer als 90° sein (Rist et al., 2004).
- Beim Walken auf Asphalt sollten aufsteckbare Gummipads verwendet werden, die dämpfend wirken und störende Geräusche minimieren.
- Zu empfehlen sind spezielle Nordic-Walking-Stöcke mit einer handschuhähnlichen Griffschlaufe (vergleichbar den Skilanglaufstöcken), die ein geführtes Schwingen des Stockes beim Öffnen der Hand erlaubt (vgl. Bild 1).

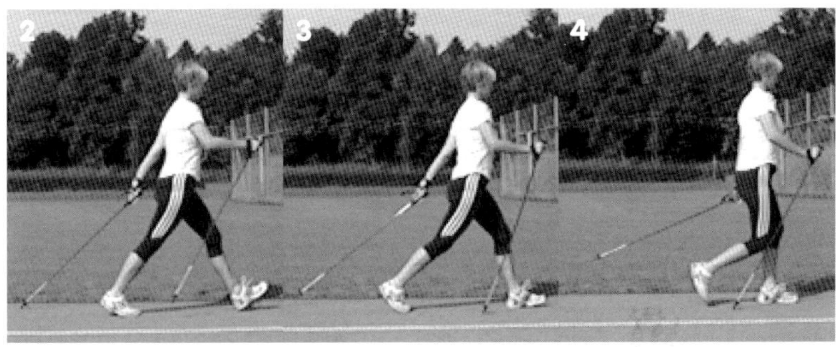

Bewegungsablauf

Aufrechter Oberkörper

- Diagonalschritt: Stockeinsatz links mit Schritt rechts und umgekehrt (= Kreuzkoordination).
- Im Gegensatz zum Laufen hat immer ein Fuß Bodenkontakt (keine Flugphase).
- Oberkörper aufrecht, Rumpfmuskulatur stabilisiert, Schultern locker und entspannt.
- Ausladende Arm- und Beinbewegungen sorgen für eine dynamische Bewegung im Diagonalschritt (vgl. Bild 2).
- Im Gegensatz zum Walking kommt es zu einer Rotation der Schulterachse gegen die Hüftachse und aktiven Rotationsbewegungen im Hüftgelenk.

Fußaufsatz über Ferse

- Flacher Fußaufsatz mit der Außenseite der Ferse und weiches Abrollen (vgl. Bild 3).

Keine Kniestreckung

- Das Knie sollte beim Aufsatz nicht völlig gestreckt sein, da sonst die Oberschenkelmuskulatur nicht in der Lage ist, den Kraftstoß beim Fußaufsatz abzudämpfen (vgl. Bild 3).
- Vortrieb wird durch eine ziehende Bewegung des belasteten Beines nach hinten sowie durch einen aktiven Stockschub erzeugt (vgl. Bild 4).

Aktiver Stockschub

- Während des aktiven Stockschubs gelangt der Arm bis hinter den Körper (vgl. Bild 2); dabei wird die Hand geöffnet → über die sich öffnende Hand wird Druck auf die Stockschlaufe gebracht (vgl. Bild 1).
- Am Ende der Stützphase erfolgt ein kräftiger Abdruck über den Ballen bzw. die Zehen (vgl. Bild 3).

Arme weit nach vorne schwingen

- Die Arme werden weit nach vorne geschwungen, der Stock setzt mit langem Arm unter dem Körperschwerpunkt auf (ungefähr zwischen den Füßen).
- Zur Reduzierung der Belastungen von Sehnen und Gelenken wird empfohlen, die Schritte nicht allzu lang zu ziehen, den Rückfuß flacher aufzusetzen und möglichst nicht mit gestrecktem Knie zu landen → schonendes Nordic-Walking (Kleindienst et al., 2006).

Hinweise

- Konzentrieren Sie sich beim Training mit SBE „mittel" vor allem auf zentrale Rückmeldungen der Atmung. Lokale Rückmeldungen aus Beinen und Armen gewinnen bei höherer Intensität an Einfluss.
- Die Herzfrequenz liegt bei vergleichbarer Intensität bzw. identischem SBE leicht höher als beim normalen Walking.
- Höhere Intensitäten bzw. ein gezieltes Kraftausdauertraining können Gelenk schonend durch Bergaufgehen mit aktivem Stockeinsatz erzielt werden (vgl. Programm I7).
- Bergab sollten kurze Schritte gewählt und die Stöcke zum Abfangen des Körpergewichts eingesetzt werden.

Tab. 7: Steuermix beim Nordic-Walking

SBE	Zielbereich	% HFmax
sehr schwer		90-100
schwer	Grenzbereich	80-90
mittel-schwer	**Entwicklungsbereich**	**75-80**
mittel	**zentraler GuF-Bereich**	**65-75**
leicht-mittel	**Regenerationsbereich**	**55-65**
leicht		
sehr leicht		

Bewertung

\+ ideal für Einsteiger und Übergewichtige → reizwirksame Dauer kann schnell erreicht werden
\+ Entlastung des passiven Bewegungsapparates
\+ aktiver Einsatz des Oberkörpers → Kräftigung des Oberkörpers

– geringere Dynamik als beim Laufen (keine Flugphase)
– deutlich geringerer Energieumsatz als beim Laufen bei vergleichbarer Anstrengung

Cross-Trainer

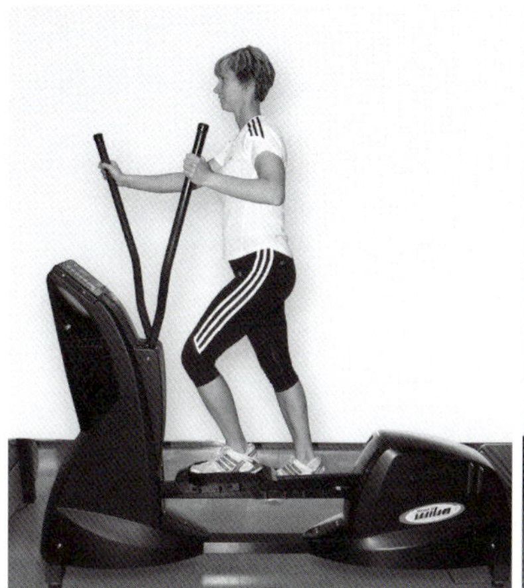
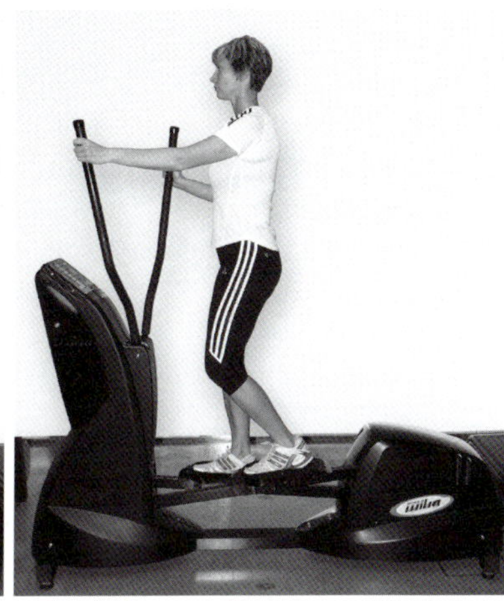

Bewegungsablauf

Aufrechter Oberkörper

- Der Oberkörper bleibt aufrecht und ruhig.
- Die Füße haben ständig Kontakt mit den Pedalen, die Fersen sollten sich nur leicht von der Pedalfläche lösen.

Aktive Beinarbeit

- Die Beine bewegen sich aktiv und wechselseitig auf der vom Gerät vorgegebenen ellipsenförmigen Bahn.
- Die Arme werden mit Griff der Armstangen gegengleich locker im Rhythmus mitgeschwungen, dies erhöht den Energieumsatz.

Lockere Armarbeit

- Der Atemrhythmus ist mit dem im Laufen zu vergleichen: Bei SBE „mittel“ bietet sich ein 3-Schritt-Atemrhythmus an: auf 3 Schritte ein- und auf 3 Schritte ausatmen, bei SBE „schwer“ Zwei-Schritt-Atemrhythmus.
- Die Arbeitsfrequenz liegt im zentralen GuF-Bereich zwischen 60 und 70 Schritten pro Minute (S/min).

Hinweise

- Die Intensität kann zum einen durch die Schrittfrequenz und zum anderen über den Widerstand (Schwierigkeitsstufe) geregelt werden.
- Der Widerstand verringert sich bei Erhöhung der Schrittfrequenz nicht, die Wattzahl (Leistung) steigt.
- Zunächst an die empfohlene Frequenz herantasten, dann über die Schwierigkeitsstufe die gewünschte Intensität ansteuern.
- Konzentrieren Sie sich beim Training mit „mittel“ vor allem auf zentrale Rückmeldungen der Atmung. Beim Training mit höherem Widerstand (Wattzahl) gewinnen auch lokale Signale aus Armen und Beinen an Einfluss.

- Aufwärmphase mit geringerer Frequenz zwischen 50 und 60 sek/min gestalten, um sich auf den Bewegungsablauf einzustellen und nicht zu verkrampfen.
- Im zentralen GuF-Bereich sollte vor allem frequenzorientiert gearbeitet werden (60-70 sek/min).
- Die Kraftausdauer kann durch Training auf höheren Stufen bei geringerer Frequenz (50-60 sek/min) verbessert werden.
- Gezielte Kräftigung der Arme → Arme aktiv, Beine nur locker mitbewegen.

Tab. 8: Steuermix beim Cross-Trainer

SBE	Zielbereich	% HFmax
sehr schwer		95-100
schwer	Grenzbereich	90-95
mittel-schwer	**Entwicklungsbereich**	**85-90**
mittel	**zentraler GuF-Bereich**	**75-85**
leicht-mittel	**Regenerationsbereich**	**65-75**
leicht		
sehr leicht		

Bewertung

\+ große Effekte auf aerobe Ausdauer und Fettverbrennung
\+ Kräftigung des gesamten Körpers möglich
\+ Gelenk schonend durch ellipsenförmige Bewegung ohne vertikale Kraftspitzen wie beim Laufen

– koordinative Probleme bei hohen Frequenzen (ab 80 S/min)
– geführte Bewegung ohne individuelle Spielräume

Rudern

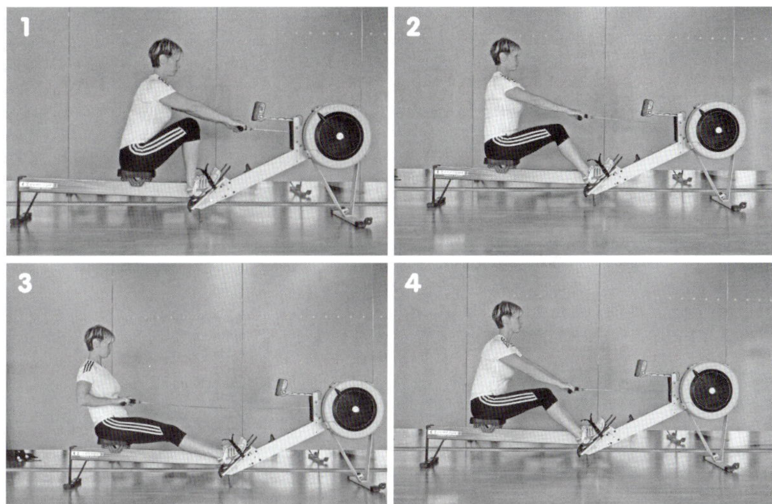

Bewegungsablauf

- Der Ruderschlag ist eine runde, flüssige und fortlaufende Bewegung.
- Am Ende des Vorrollens stehen die Schienbeine nahezu senkrecht, der Oberkörper liegt an den Oberschenkeln an, die Arme sind lang und entspannt (vgl. Bild 1).

Zugbewegung: Beine beginnen

- Zugbewegung beginnt mit Beinstreckung (nicht mit den Armen!), den Oberkörper gleich mit zurückführen (vgl. Bild 2); erst dann die Arme einsetzen und den Griff bis an den Körper ziehen, dabei die Handgelenke immer flach halten und die Ellbogen am Körper vorbeiziehen (nicht abspreizen oder hochführen).

Kräftiger Endzug

- Konzentration auf Endzug: dosierter Anzug und sukzessiver Kraft- und Spannungsaufbau bis hin zur Endzugposition.
- Endzugposition (vgl. Bild 3): Beine fast gestreckt, Oberkörper leicht zurückgelehnt und gerade, Arme gebeugt, Griff mit flachem Handgelenk am Rippenbogen (Höhe Bauchnabel).

Vorrollen: Hände beginnen

- Vorrollen beginnt mit Vorführen der Hände, Oberkörper folgt aus der Hüfte, dann mit Rollsitz anrollen (vgl. Bild 4).

langsam Vorrollen

- Das Vorrollen dient der Erholung: Zeit lassen!.
- Mit dem Vorrollen einatmen, mit der Zugbewegung ausatmen.
- Die Schlagfrequenz sollte sich zwischen 20 und 30 Schlägen pro Minute bewegen.

Hinweise

- Bei einer gegebenen Leistung (Wattzahl) wird der Widerstand pro Ruderschlag durch die Frequenz beeinflusst (höhere Frequenz → geringerer Widerstand pro Ruderschlag).
- Zunächst an die empfohlene Frequenz herantasten, dann über den Krafteinsatz die gewünschte Intensität ansteuern.
- Konzentrieren Sie sich beim Rudern mit „mittel“ vor allem auf lokale Rückmeldungen aus Beinen, Schultern und Armen: Sie sollen eine angenehme Spannung spüren.
- Trainieren Sie im zentralen GuF-Bereich eher *frequenzorientiert* und flüssig (25-30 S/min).
- Dosierter Anzug, keine extrem gekrümmte Endposition am Ende des Vorrollens → Unterstützung der Atmung und Verhinderung von Pressatmung.
- Lassen Sie den Mund stets geöffnet → Verhinderung von Pressatmung.
- Achten Sie auf die richtige Technik und trainieren Sie regelmäßig am Ruderergometer: eine verbesserte Bewegungsökonomie erhöht die Trainingseffektivität.
- Kraftausdauertraining: geringe Frequenz (20-25 S/min), hoher Widerstand.
- Wählen Sie als Einsteiger eine kürzere Trainingsdauer (20 min), um Überlastungen im Rücken- und Armbereich zu vermeiden.

Tab. 9: Steuermix beim Rudern

SBE	Zielbereich	% HFmax
sehr schwer		95-100
schwer	Grenzbereich	90-95
mittel-schwer	**Entwicklungsbereich**	**80-90**
mittel	**zentraler GuF-Bereich**	**70-80**
leicht-mittel	**Regenerationsbereich**	**60-70**
leicht		
sehr leicht		

Bewertung

\+ komplexe Bewegung, die den gesamten Körper kräftigt
\+ Entlastung des passiven Bewegungsapparates

– anspruchsvolle Technik
– höhere Anfangswiderstände provozieren Pressatmung

Stepper

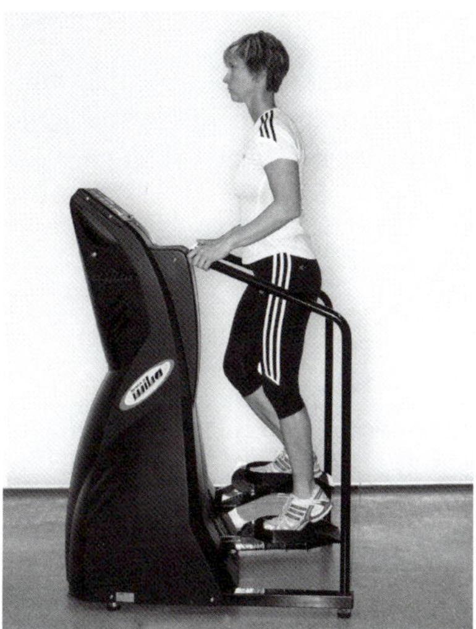
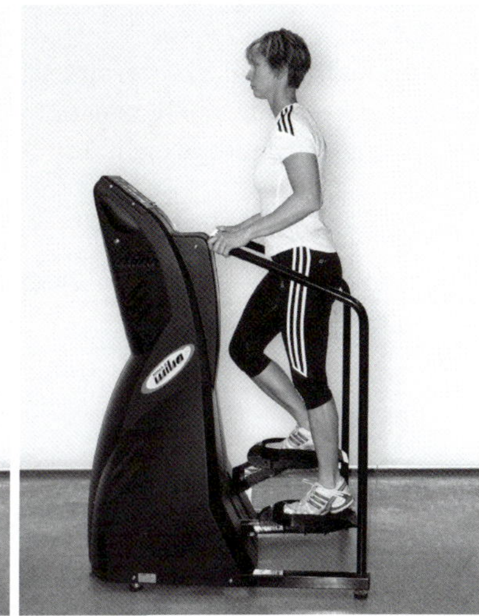

Bewegungsablauf

Oberkörper aufrecht

- Der Oberkörper wird ruhig und aufrecht gehalten → kein Abknicken in der Hüfte.
- Der Körperschwerpunkt soll immer über der Standfläche gehalten werden.

Körperschwerpunkt über Pedale

- Die Füße haben ständig Kontakt mit den Pedalen.
- Die Hände fassen die Griffe, damit das Gleichgewicht leichter gehalten werden kann und die Beine locker arbeiten können.

Aktiv nach unten treten

- Die Beine treten aktiv nach unten, bis das Knie nahezu gestreckt ist.
- Die Beine arbeiten im zentralen GuF-Bereich bei „mittel" mit einer mittleren Bewegungsamplitude und einer Bewegungsfrequenz von 90 bis 100 Steps/min.

Hinweise

- Es lassen sich zwei Arten von Steppern unterscheiden: a) Stepper mit voneinander unabhängigen Pedalen → erfordern ein höheres Maß an Koordination. b) Stepper mit abhängigem System, bei dem sich durch Niedertreten des einen Pedals das andere automatisch nach oben bewegt → eignen sich vor allem für Einsteiger.
- Neben zentralen Rückmeldungen der Atmung wirken sich vor allem lokale Signale über Spannungszustände in der Beinstreckmuskulatur auf das Belastungsempfinden aus.
- Gestalten Sie die Aufwärmphase mit geringerer Frequenz zwischen 80 und 90 Steps/min, um sich auf den Bewegungsablauf einzustellen und nicht zu verkrampfen.

- Gezieltes Kraftausdauertraining für die Beine kann auf höheren Stufen mit großer Steigamplitude (geringere Frequenz) erreicht werden.
- Fortgeschrittene bzw. Trainierende mit Erfahrung am Stepper können die Hände auch von den Griffen lösen und die Arme aktiv gegengleich mitbewegen, um den Energieumsatz zu erhöhen.

Tab. 10: Steuermix beim Stepper

SBE	Zielbereich	% HFmax
sehr schwer		95-100
schwer	Grenzbereich	90-95
mittel-schwer	**Entwicklungsbereich**	**80-90**
mittel	**zentraler GuF-Bereich**	**70-80**
leicht-mittel	**Regenerationsbereich**	**60-70**
leicht		
sehr leicht		

Bewertung

+ Gelenk schonendes Training durch das sanfte Abfangen des Körpergewichts

– relativ geringer Energieumsatz
– überwiegend einseitige Belastung der Oberschenkelstrecker und Gesäßmuskulatur

Zeichenlegende und Darstellungsform

Die Trainingsprogramme in den folgenden Kapiteln verfolgen alle wichtigen Fitnessziele in unterschiedlicher Gewichtung:

Fitnessziele

- *Leistung → aerobe Ausdauer, Kraftausdauer*
- *Gesundheit → Wohlbefinden, Entspannung, Regeneration*
- *Figurformung → Fettverbrennung, Kräftigung*

Welche der drei Fitnessziele durch das jeweilige Programm angesprochen werden und welche Bedeutung sie haben, veranschaulicht die obere Kopfleiste (vgl. Abb. 14). Kommt einem Ziel ein besonderes Gewicht zu oder besitzt es die Priorität im Training, so ist das Feld blau unterlegt. Wird auf eine farbliche Hinterlegung verzichtet oder bleibt ein Feld ganz frei, so spielt das jeweilige Ziel eine weniger starke bzw. keine Rolle.

Geeignete Belastungsformen

In der unteren Kopfleiste finden sich zu jedem Programm Symbole für die *Sportarten bzw. Cardiogeräte*, mit denen sich das Training durchführen lässt (vgl. Abb. 15, S. 68).

Die Individualprogramme werden durch Belastungsprofile veranschaulicht, die über die Intensitätsskalen Subjektives Belastungsempfinden (SBE) und prozentual in Anspruch genommene maximale Herzfrequenz (%HFmax) zum Ausdruck kommen. So lässt sich der jeweilige Steuermix leicht in die Trainingspraxis übertragen.

Da im Bereich der *Spielformen und Variationen* der organisatorische Ablauf im Mittelpunkt steht, wird hier auf eine Darstellung über Intensitätsskalen verzichtet und vielmehr der jeweilige Programmablauf graphisch illustriert. An dieser Stelle muss auch erwähnt werden, dass

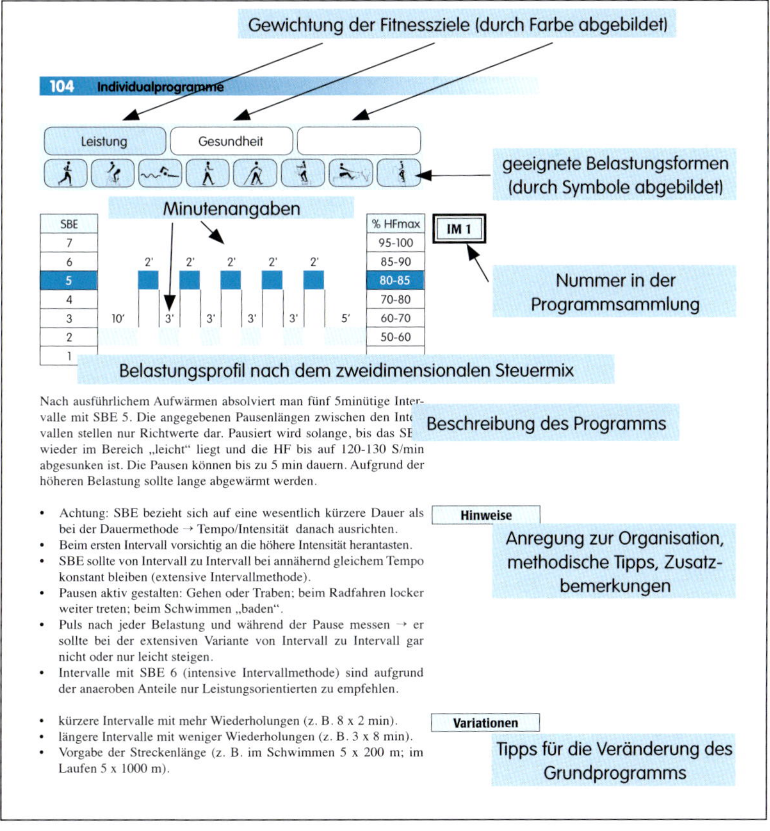

Nach ausführlichem Aufwärmen absolviert man fünf 5minütige Intervalle mit SBE 5. Die angegebenen Pausenlängen zwischen den Intervallen stellen nur Richtwerte dar. Pausiert wird solange, bis das SBE wieder im Bereich „leicht" liegt und die HF bis auf 120-130 S/min abgesunken ist. Die Pausen können bis zu 5 min dauern. Aufgrund der höheren Belastung sollte lange abgewärmt werden.

- Achtung: SBE bezieht sich auf eine wesentlich kürzere Dauer als bei der Dauermethode → Tempo/Intensität danach ausrichten.
- Beim ersten Intervall vorsichtig an die höhere Intensität herantasten.
- SBE sollte von Intervall zu Intervall bei annähernd gleichem Tempo konstant bleiben (extensive Intervallmethode).
- Pausen aktiv gestalten: Gehen oder Traben; beim Radfahren locker weiter treten; beim Schwimmen „baden".
- Puls nach jeder Belastung und während der Pause messen → er sollte bei der extensiven Variante von Intervall zu Intervall gar nicht oder nur leicht steigen.
- Intervalle mit SBE 6 (intensive Intervallmethode) sind aufgrund der anaeroben Anteile nur Leistungsorientierten zu empfehlen.

- kürzere Intervalle mit mehr Wiederholungen (z. B. 8 x 2 min).
- längere Intervalle mit weniger Wiederholungen (z. B. 3 x 8 min).
- Vorgabe der Streckenlänge (z. B. im Schwimmen 5 x 200 m; im Laufen 5 x 1000 m).

Abb. 14: Darstellung der Trainingsprogramme

bei Programmen, in denen der Spiel- oder Wettkampfcharakter im Vordergrund steht, das Subjektive Belastungsempfinden nur begrenzt einsetzbar ist.

Die Erklärung der Zeichen und Symbole, die bei der Illustration von Spielformen und speziellen Organisationsformen verwendet werden, sind Abb. 15 zu entnehmen.

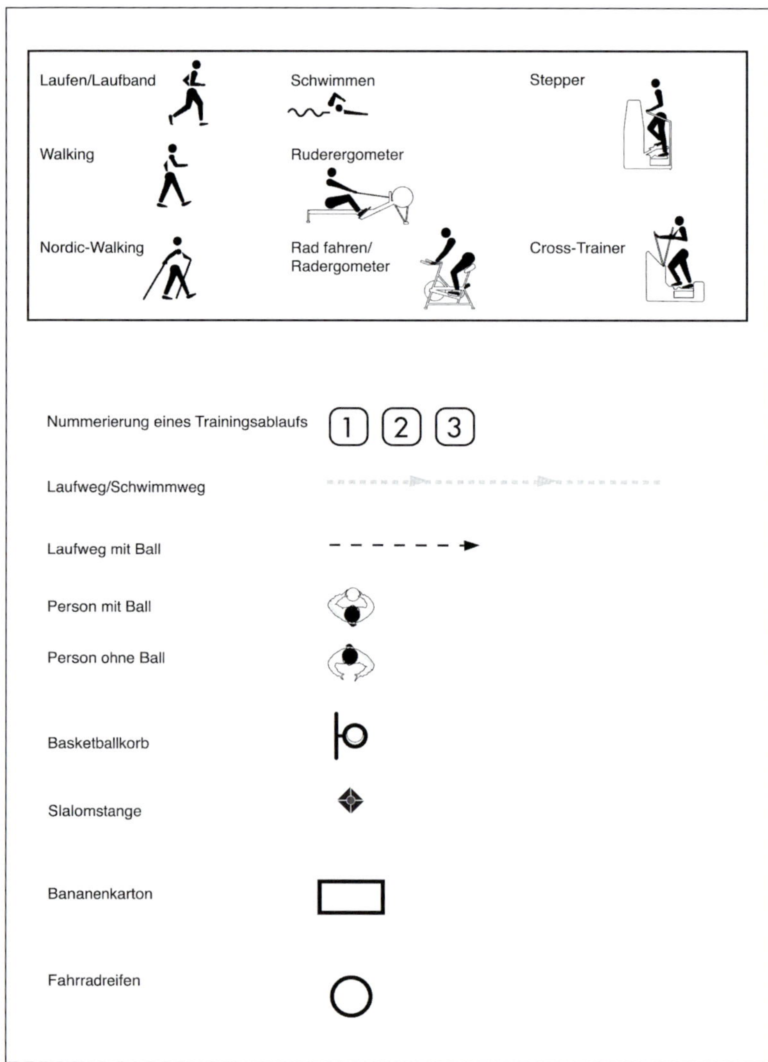

Abb. 15: Legende

Kontrolle des Trainings: Testmethoden

Einführung

Testmethoden

Kapitel

3

Einführung

Schrittweise zum Ziel

Damit im Ausdauertraining die gewünschten Fitnessziele (Leistung, Gesundheit oder Figurformung) effizient erreicht werden können, ist eine zielorientierte Steuerung und Regelung des Trainings nötig (vgl. Abb. 16). Dazu muss in einem ersten Schritt der derzeitige Fitnesszustand ermittelt werden. Wenn ich weiß, *wo* ich mich befinde (Istwert), lässt sich in einem zweiten Schritt sinnvoll ableiten, *wohin* es gehen soll (Ziel/Sollwert). Wie bei der Planung einer Reise lassen sich dann in einem dritten Schritt entsprechend dem „Reiseziel“ geeignete Methoden und Sportarten bzw. adäquate Programme aus dem vielseitigen Angebot auf den Seiten 82 bis 152 auswählen, um nicht nur sicher, sondern auch möglichst schnell und bequem anzukommen. Der Trainingsprozess selbst sollte regelmäßig dokumentiert werden (Schritt 4), um dann das Ergebnis des Trainings (Soll-Ist-Vergleich) besser interpretieren und Rückschlüsse für die nächste Trainingsetappe oder Trainingseinheit ziehen zu können. So kann man überprüfen, ob sich die

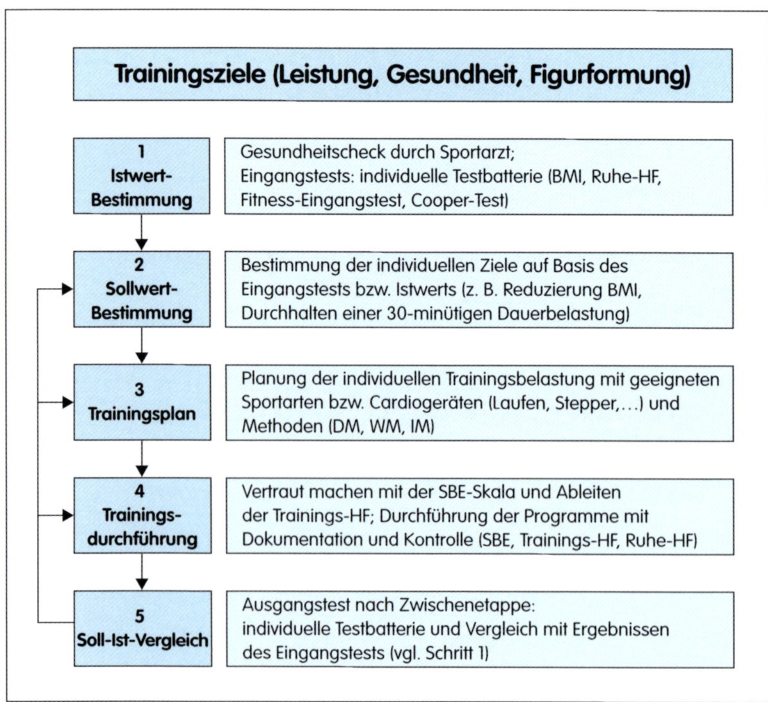

Abb. 16: Zielorientierte Steuerung und Regelung des Trainings auf Basis von Istwert und Sollwert

gesteckten Ziele erreichen ließen und gegebenenfalls Gründe für das Verfehlen ableiten (überzogene Zielstellung, zu hohe oder zu geringe Belastung usw.).

Aber nicht nur am Ende einer Trainingsphase, sondern auch während des Trainings und zwischen den Einheiten sollte ein immer wiederkehrendes Feedback erfolgen, um unter Umständen notwendige Regelungsprozesse, also notwendige Korrekturen des Plans einleiten zu können. Denn vor einem sturen Einhalten und strikten „Durchziehen" der Vorgaben muss gewarnt werden. Dabei spielen in erster Linie subjektive Empfindungen eine große Rolle, aber auch objektive Größen wie die Herzfrequenz. Warnsignale für Überlastung und Übertraining sind:

Warnsignale

- erhöhte Ruhe- oder Trainingsherzfrequenz
- häufige Antriebslosigkeit und Lustlosigkeit auf Training
- verringerte Leistungsfähigkeit
- eine bestimmte Belastungshöhe wird im Training als anstrengender empfunden als normal

Weniger ist oft mehr, denn anhaltende Müdigkeit und Überforderung machen das Training nicht nur zur lästigen Quälerei, sondern führen auf Dauer zu Leistungsabbau und im schlimmsten Fall zur Beendigung des Fitnesstrainings.

Tests motivieren

In diesem Kapitel erhält man Anleitungen zu Tests, mit denen sich der Trainingsfortschritt und die Effektivität des Trainings leicht überprüfen lassen. Diese Rückmeldungen zeigen, ob man sich auf dem richtigen Weg Richtung Ziel befindet und liefern damit nicht nur Informationen über den Trainingserfolg, sondern stellen auch eine große Motivation für das Training dar. Das Subjektive Belastungsempfinden steht hier ebenfalls im Vordergrund und wird durch die Herzfrequenz und die erbrachte Leistung (z. B. Tempo oder Wattzahl) ergänzt.

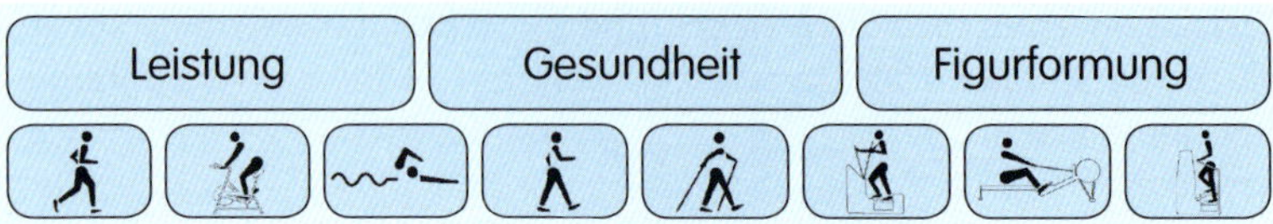

Fitness-Eingangstest

T1

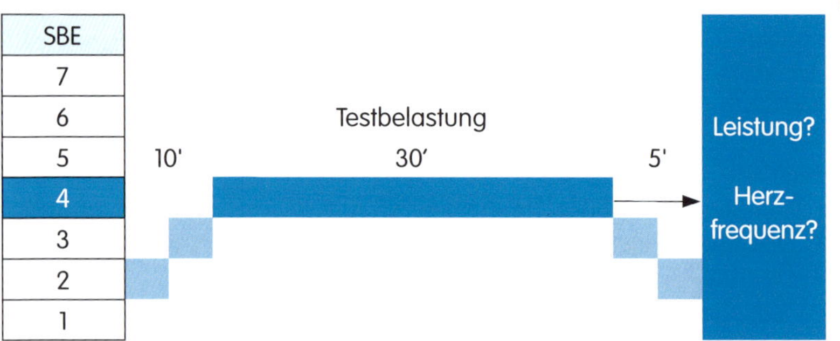

Während einer ca. 10-minütigen Aufwärmphase tastet man sich behutsam an eine Intensität von SBE „mittel“ heran. Dann werden über die 30-minütige Testbelastung mit SBE „mittel“ die erzielte Leistung und die durchschnittliche Herzfrequenz festgehalten. Eine Minute nach Ende des Tests den Nachbelastungspuls messen, dann abwärmen.

Hinweise

- Ideal ist die Durchführung auf einem Cardiogerät (z. B. Laufband), weil so standardisierte Bedingungen gegeben sind und die Testleistung leicht erfassbar ist (km/h, Watt, Stufe).
- Test nur in ausgeruhtem Zustand durchführen: keine körperliche Belastung vor dem Test, keine größere Belastung am Tag vor dem Test.
- Keine größere Mahlzeit unmittelbar vor dem Test.
- Das SBE ist während der Testbelastung konstant zu halten.
- Messen der Gesamtleistung (Laufband: gelaufene Meter oder Geschwindigkeit, wenn diese konstant bleibt; Radergometer: geradelte Meter oder Wattzahl, wenn diese konstant bleibt).
- HF-Messung mit Pulsuhr: durchschnittliche Herzfrequenz während der Testbelastung ermitteln.
- HF-Messung mit der Hand: alle 5 min und am Ende der Belastung durchführen → Durchschnitt bilden.

Variationen

- Nach fester Testintensität belasten (z. B. 12 km/h auf dem Laufband, 200 Watt auf dem Radergometer): alle 5 min HF und SBE messen.

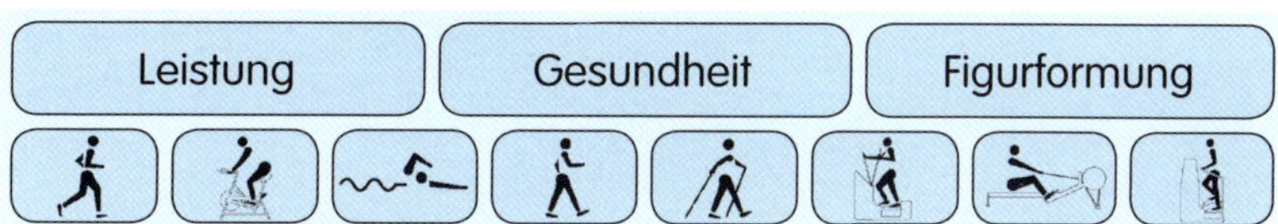

T2 Fitness-Ausgangstest

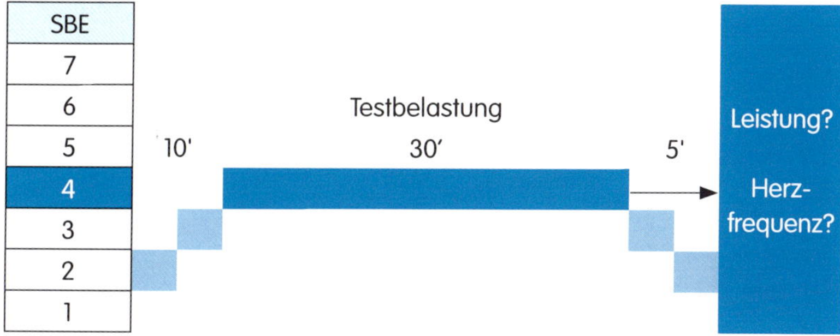

Wie beim Eingangstest (T1) belastet man sich nach der Aufwärmphase mit SBE „mittel“ und misst die dabei erzielte Leistung und Herzfrequenz. Leistung und Herzfrequenz des Ausgangstests werden dann mit dem Eingangstest verglichen: Die Leistung sollte bei annähernd gleicher HF höher liegen. Eine Minute nach Ende des Tests den Nachbelastungspuls messen, dann abwärmen.

Hinweise

- Ausgangstest frühestens 6-8 Wochen nach Eingangstest durchführen → messbare Anpassungsprozesse benötigen Zeit.
- Bei Durchführung auf einem Cardiogerät die Geschwindigkeits- oder Wattanzeige während des Tests abdecken, um sich dadurch nicht beeinflussen zu lassen und erst am Ende überprüfen.
- Auf vergleichbare und standardisierte Bedingungen zum Eingangstest achten: Tageszeit, Belastung am Tag vor dem Test, Streckenprofil, Wetter, Wind, Cardiogerät.
- Vergleich des Nachbelastungspulses nach 1 min mit den Werten des Eingangstests. Ein gegenüber dem Eingangstest schnelleres Absinken spricht für ein verbesserte Erholungsfähigkeit und damit eine verbesserte Ausdauer.

Variationen

- Man belastet sich mit derselben Leistungsvorgabe (z. B. Geschwindigkeit/Wattzahl) des Eingangstests und vergleicht SBE und Herzfrequenz.

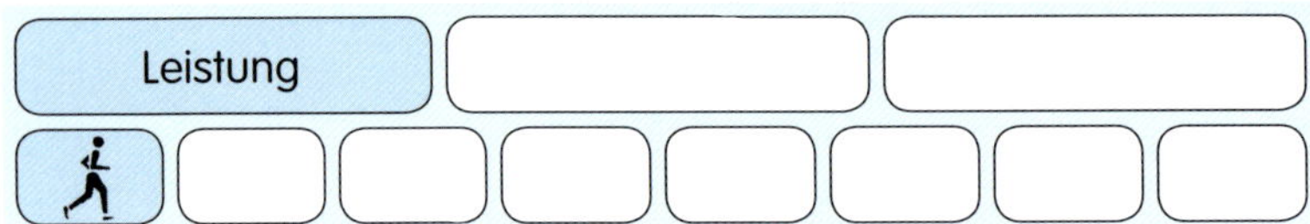

Cooper-Test

T3

Tab. 11: Wertungstabelle Cooper-Test (nach Grosser et al., 1986, S. 129)

Männer	**bis 30**		**30-39**		**40-49**		**50**
Sehr gut	2800		2650		2500		2400
Gut	2400		2250		2100		2000
befriedigend	2000		1850		1650		1600
mangelhaft	1600		1550		1350		1300
Frauen	**bis 30**		**30-39**		**40-49**		**50**
Sehr gut	2600		2500		2300		2150
Gut	2150		2000		1850		1650
befriedigend	1850		1650		1500		1350
mangelhaft	1550		1350		1200		1050
Jungen	**11**	**12**	**13**	**14**	**15**	**16**	**17**
ausgezeichnet	2800	2850	2900	2950	3000	3050	3100
Sehr gut	2600	2650	2700	2750	2800	2850	2900
gut	2200	2250	2300	2350	2400	2450	2500
befriedigend	1800	1850	1900	1950	2000	2050	2100
mangelhaft	1200	1250	1300	1350	1400	1450	1500
Mädchen	200m weniger als Jungen in allen Klassen						

Auf einer 400m-Bahn werden alle 50 m Markierungshütchen aufgestellt. Die Testläufer sollen in 12 min so viele Meter wie möglich zurücklegen und dabei auf ein möglichst gleichmäßiges Tempo achten (SBE 5-6). Nach 12 min bleibt auf Pfiff jeder Teilnehmer stehen. Es werden keine Signale vor dem Abpfiff gegeben, um einen Endspurt zu vermeiden.

Hinweise

- Bei großen Gruppen erleichtern Startnummern das Rundenzählen.
- Bei Testwiederholung auf vergleichbare Testbedingungen (Bahn, Wetter) achten → Leistungsverbesserung in Metern messen und neben der absoluten Leistung würdigen.
- Im Vorfeld Temposchulung nach SBE durchführen.
- Der Test ermöglicht eine Differenzierung in Leistungsgruppen für das Training (z. B. Tempovorgaben, Handicaps usw.)
- Der Test stellt eine Ausbelastung mit hohen anaeroben Anteilen dar: keine Anwendung bei Gesundheitssportlern und Einsteigern.

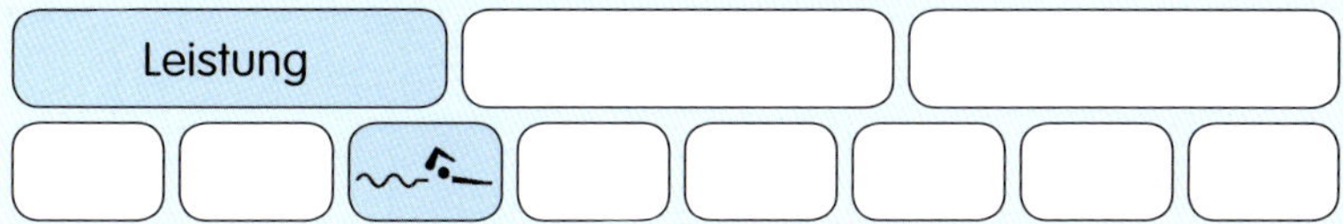

T4 30 min-Test im Schwimmen

Tab. 12: Überblick über die Schwimmgeschwindigkeiten für das Intervalltraining in Abhängigkeit der Durchschnittsgeschwindigkeit im 30 min-Test (nach Wilke & Madsen, 1988, S. 147)

	Länge der Intervalle			
Pausendauer	**400 m**	**200 m**	**100 m**	**50 m**
10 sek (Frauen)	99%	101%	103%	110%
30 sek (Frauen)	100%	102%	109%	–
10 sek (Männer)	98,5%	101%	103%	108%
30 sek (Männer)	99,5%	102%	108%	–

Die Testperson schwimmt in 30 min in möglichst gleichmäßigem Tempo so viele Meter wie möglich (SBE 5-6). Mit Hilfe der geschwommenen Meter lässt sich dann die Schwimmgeschwindigkeit für das Intervalltraining abschätzen. Dabei entspricht die Durchschnittsgeschwindigkeit im Test 100%.

Beispiel:
Testergebnis: 2000 m
Durchschnittstempo für 50 m: 45 sek (= 100%)
50 m-Tempo für Frauen: 40,5 sek (= 110%)

Hinweise

- Die Teilnehmer müssen 30 min problemlos durchhalten können.
- Temposchulung nach SBE im Vorfeld durchführen (vgl. Programm I20), um ein zu hohes Anfangstempo zu vermeiden.
- Der Test muss in der Schwimmart durchgeführt werden, mit der das Intervalltraining bestritten wird (z. B. Kraul).
- Der Test setzt eine gewisse Trainingserfahrung und Tempogefühl voraus und ist für Einsteiger nicht geeignet.
- Testbehinderungen müssen vermieden werden (Badegäste, ständige Überholmanöver).
- Der Test ermöglicht eine Differenzierung in Leistungsgruppen für das Training (Bahneinteilung, Zeitvorgaben usw.).

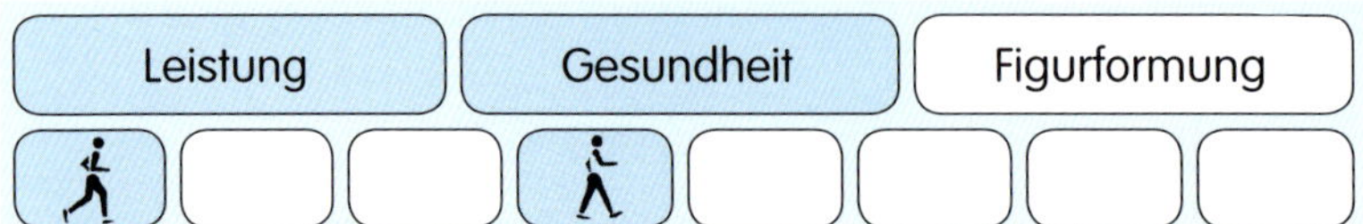

Ausdauer-Medaille (Bronze, Silber, Gold)

T5

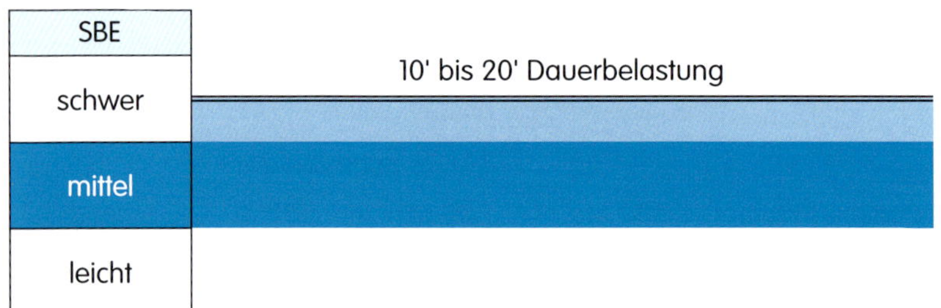

Die Kinder/Jugendlichen bekommen die Aufgabe, möglichst lange am Stück zu laufen. Das Tempo spielt keine Rolle! Wer es schafft, mind. 10 min ohne Gehpause zu laufen, erhält die Ausdauermedaille in Bronze, ab 15 min gibt es Silber und ab 20 min Gold. Die Zeit wird gestoppt, wenn vom Laufen ins Gehen übergegangen werden muss, und dient als Leistungsvergleich bei einer Testwiederholung.

Hinweise

- Ein Belastungsempfinden von „schwer" sollte wenn möglich nicht erreicht werden, es darf bereits gegangen werden, wenn das SBE über „mittel" steigt.
- Voraussetzung ist, dass die Kinder (Jugendlichen) mit der SBE-Skala vertraut sind (vgl. *SBE-Messung: Kennenlernprogramm KINDER*).
- Den Kindern muss deutlich gemacht werden, dass im Ausdauertraining eine gewisse *Mindestdauer* entscheidend ist und das Ziel *nicht* lautet, möglichst schnell zu laufen.

Variationen

- In der Testzeit sollen möglichst viele Minuten im Laufen absolviert werden, die Gehzeit wird abgezogen.
- Bei leistungsstarken Kindern und Jugendlichen, die es schaffen, 20 min durchzulaufen, können aus Gründen der Motivation zusätzlich die gelaufenen Meter festgehalten werden (Voraussetzung: definierte Rundenlänge).

Leistung	Gesundheit	

T6 **Pulskurve**

Pulskurve	Name:		Datum:
	Gelaufene Meter	Belastungspuls	Puls nach 3 min
5 min „leicht"			
5 min „mittel"			
5 min „schwer"			
5 min „leicht"			

Die Trainierenden laufen auf einer 400 m-Bahn oder einem abgesteckten Viereck 4 x 5 min mit unterschiedlichem SBE, wobei die 4 Intervalle durch 3-minütige Pausen unterbrochen werden. Begonnen wird mit 5 min „leicht", danach folgen 5 min „mittel" und danach 5 min „schwer". Zum Auslaufen werden noch einmal 5 min „leicht" absolviert. Nach jedem Intervall wird zunächst der Puls gemessen, den die Trainiererden zusammen mit den gelaufenene Metern in das persönliche „Testprotokoll" eintragen. Nach 3 min wird der Puls am Ende der Pause gemessen und ebenfalls eingetragen. Nach 4 min erfolgt das nächste Intervall.

Hinweise

- Bei regelmäßiger Durchführung kann die Leistungsverbesserung über Puls und gelaufene Meter überprüft werden.
- Die Pulsmessung sollte vorher geübt worden sein und muss beherrscht werden (besser: Pulsuhren).
- Die Schüler sollen anschließend ihre persönliche Pulskurve in einem Diagramm aufzeichnen.

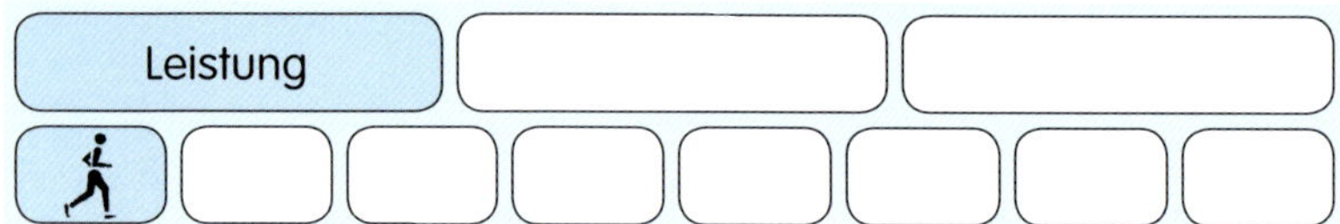

Massenstart und Verfolgungsrennen

T7

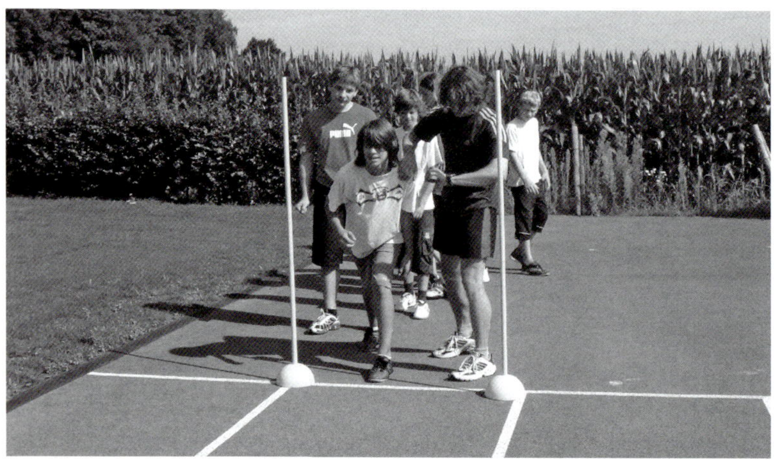

Zu Beginn einer Trainingsphase bestreiten die Trainierenden einen Testlauf über 3000 m (Eingangstest). Dieser Testlauf erfolgt im „Massenstart“. Die Strecke soll von jedem Einzelnen möglichst schnell und in konstantem Tempo zurückgelegt werden. Nach einer Trainingsphase von mehreren Wochen wird der Ausgangstest als „Verfolgungsrennen“ bestritten. Die Teilnehmer starten nun in umgekehrter Reihenfolge des Zieleinlaufs aus dem Eingangstest: der Langsamste zuerst, der Schnellste zuletzt. Zeitgutschriften bzw. Ablaufzeiten richten sich nach dem Ergebnis des Eingangstests: Wer zeigt die größte Leistungssteigerung und kommt als Erster ins Ziel?

Hinweise

- Der Handicapstart wirkt zusätzlich stark motivierend.
- Sowohl beim Eingangstest als auch beim Ausgangstest bekommen die Testpersonen ihre Zeit beim Einlauf zugerufen.
- Es wird nicht nur die absolute Leistung im Eingangs- und Ausgangstest, sondern auch die größte Leistungsverbesserung durch das Training gewürdigt und durch den Zieleinlauf verdeutlicht.
- Den Testpersonen wird nach dem Verfolgungsrennen ihr jeweiliges „Zeit-Handicap“ von der Bruttozeit im Ziel abgezogen. So lässt sich die reine Laufzeit des Ausgangstests ermitteln.

Basis für alle: Dauermethode

Einführung

Individualprogramme

Spielformen und Variationen

Einführung

Die Dauermethode (DM) stellt die Basismethode im Ausdauertraining dar und ist gekennzeichnet durch:

- eine gleich bleibende Intensität (Konstanz von SBE und HF)
- eine gewisse Mindestbelastungsdauer **ohne** Pause

Der Dauermethode kommt eine herausragende Bedeutung zu, weil mit ihr nicht nur optimale Wirkungen auf die Ausdauerleistungsfähigkeit, sondern auch auf die Gesundheit erzielt werden können. Für ein gezieltes Fettverbrennungstraining kommen sogar *nur* die Dauerbelastungen in Betracht. Außerdem ist diese Methode in ihren verschiedenen Ausprägungen universell in allen Leistungs- und Altersgruppen sowie Sportarten einsetzbar.

Belastungsgestaltung

Die Mindestdauer liegt für Einsteiger bei 20 Minuten. Sollte man anfangs Probleme haben, 20 Minuten am Stück durchzuhalten, so tastet man sich über die *Wechselmethode für Einsteiger (WM)* an diese *Dauer* heran, indem man immer wieder kleinere (Geh-)pausen einlegt (vgl. Kapitel 6). Nach oben hin sind der Dauermethode praktisch keine Grenzen gesetzt. Abhängig von der Sportart und dem Trainingsziel sind zum Beispiel 90 Minuten Laufen oder mehrere Stunden Radfahren möglich. Grundsätzlich gilt: Je länger die Dauer, desto größer der Anteil des Fettstoffwechsels.

Zwischen aerober und anaerober Schwelle

Die *Intensität* bewegt sich zwischen aerober (extensive Ausrichtung) und anaerober Schwelle (intensive Ausrichtung) bzw. 50 und 85% der maximalen Sauerstoffaufnahme und ist durch den *Steuermix* (SBE „leicht-mittel“ bis „mittel–schwer“ bzw. 60 bis 90% der HFmax) zu erreichen. Je stärker man sich der oberen und unteren Grenze des „Intensitäts-Tunnels“ annähert, desto spezifischer ist die Trainingswirkung (vgl. Abb. 17, S. 80). SBE „schwer“ sollte allerdings nur von gut Trainierten eingesetzt werden, die in erster Linie ihre Leistung steigern wollen. Gesundheitsorientierte Fitnesssportler bevorzugen dagegen den zentralen GuF-Bereich bei SBE „mittel“ bzw. 70 bis 85% der HFmax. Diese extensive Variante der Dauermethode stellt die mit Abstand wichtigste Methode im Ausdauertraining dar, weil man so auf angenehme Weise und ganz sicher große Effekte auf Ausdauer, Gesundheit und Fettverbrennung erzielen kann, ohne sich zu überfordern. Besonders Trainingseinsteiger sollen sich langsam an die Zielbelastung herantasten. Es ist günstiger, im Laufe des Trainings die Intensität zu

Dosierte Belastungssteigerung

Herzfrequenz und SBE konstant halten

steigern, als einem zu scharfen Anfangstempo Tribut zu zollen und dann immer langsamer zu werden oder ganz abbrechen zu müssen. Geringe Pulsschwankungen im Bereich von 10 Schlägen nach oben und unten sind allerdings normal und werden auch durch das Gelände (z. B. Bergablaufen oder -radfahren führt zu Pulsverringerung) bedingt. Steigt der Puls allerdings sukzessive an, so ist dies ein sicheres Zeichen, dass sich der Trainierende nicht im *steady-state* (= Herz-Kreislaufgrößen auf konstantem Niveau) bewegt und mehr Sauerstoff benötigt wird, als zur Verfügung steht. Eine schnelle Ermüdung und ein frühzeitiger Belastungsabbruch sind dann vorprogrammiert. Besonders problematisch ist dies, wenn der Sportler ohnehin im intensiven Bereich mit SBE „schwer" an der anaeroben Schwelle trainiert. Gerade hier sollte die Herzfrequenz nahezu konstant bleiben bzw. nur gering steigen. Grundsätzlich gilt: Je länger die Dauer, desto geringer muss die im Training gewählte Intensität sein und umgekehrt. Bei Kindern sollten Dauerbelastungen von mindestens 10 min angestrebt werden, damit der aerobe Stoffwechsel bevorzugt in Anspruch genommen werden muss. Hier gilt es, das rechte Maß zwischen motivierenden und abwechslungsreichen Spiel- und Wettkampfformen und Belastungsdosierung zu finden, damit es zu keiner Überforderung kommt.

Dauermethode (DM) Ununterbrochene Belastung mit gleich bleibender Intensität			
DM extensiv leicht-mittel .... mittel 60% 85%		**Intensität** SBE % HFmax	**DM intensiv** mittel-schwer .... schwer 80% 95%
30 min .... 90 min		**Dauer**	20 min .... 45 min
5-mal 2-mal		**Häufigkeit/ Woche**	2-mal 1-mal
⇩ Regeneration Entspannung Gesundheit	⇩ Fettverbrennung Leistung	**Primäre Ziele**	⇩ Leistung Kalorienverbrauch
Vegetative Umstellung Ökonomisierung von Herz-Kreislauf-System und Stoffwechsel Fettverbrennung periphere Durchblutung		**Primäre Wirkungen**	Verbesserung der VO_2max Anheben der aneroben Schwelle Verbesserung des Glykogenstoffwechsels Kraftausdauer

Abb. 17: Belastungsnormative, Ziele und Wirkungen der DM

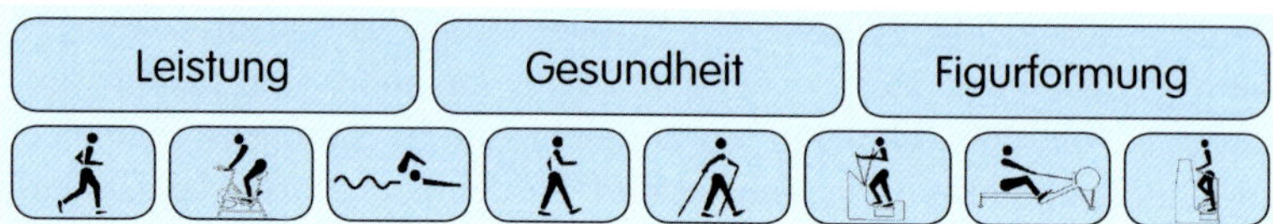

Basisprogramm

D1

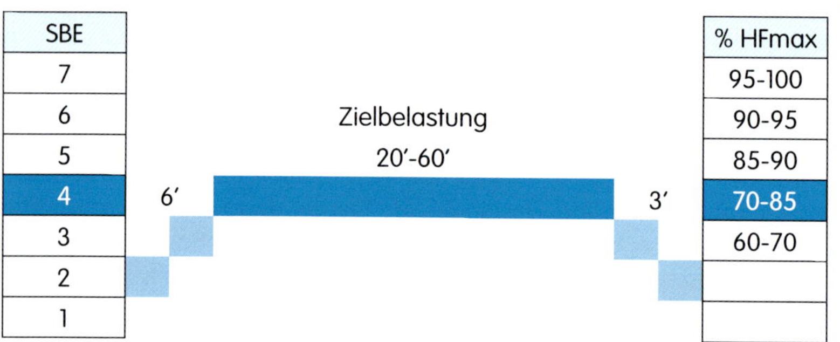

Nach dosiertem Herantasten über SBE 2 und 3 werden 20 bis 60 min im zentralen GuF-Bereich (optimaler Fitness-, Gesundheits- und Fettverbrennungsbereich) mit „mittel" trainiert, danach erfolgt ein kurzes Abwärmen.

Hinweise

- Training im Wohlfühlbereich → extensive Dauermethode.
- Für jede Zielgruppe und Ausdauersportart einsetzbar: sportartspezifische Pulsvariationen beachten!
- Frauen können zum jeweiligen Prozentbereich 5-10 S/min dazu addieren.
- *SBE führt, HF kontrolliert*: Reguliert wird nur, wenn HF deutlich den 70-85%-Bereich verlässt.
- Bei Anpassen des Sprechrhythmus an den jeweiligen Atemrhythmus muss Unterhalten noch möglich sein.
- Intensität (Tempo, Watt) und Herzfrequenz sollten bei „mittel" während des Trainings relativ konstant bleiben.
- Bei dieser Intensität sollte ein flüssiger und angenehmer Arbeitsrhythmus erreicht werden, den man bei Bedarf auch über deutlich längere Zeit durchhalten könnte.
- Bei Ermüdungszeichen (schmerzende Beine, schnellere oder lautere Atmung, Ansteigen der Herzfrequenz) die Intensität vermindern oder das Training beenden.

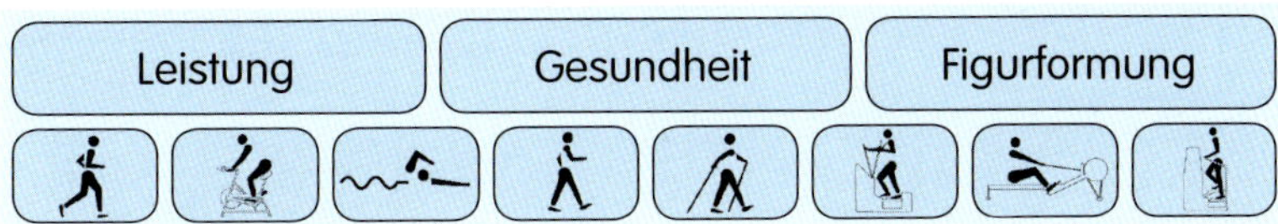

D2

Aufwärmprogramm

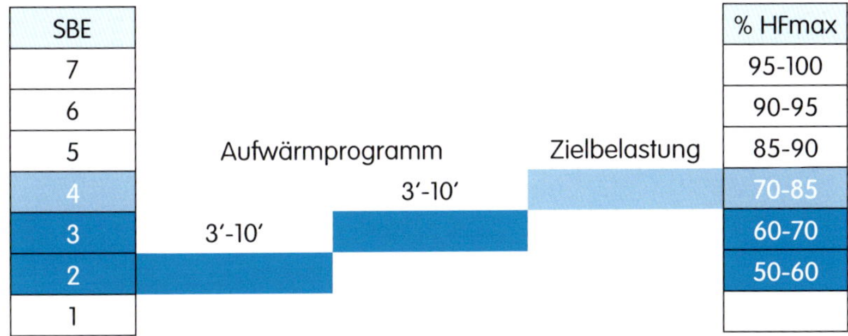

Man tastet sich langsam an die jeweilige Trainingsintensität heran, indem das SBE ausgehend von „leicht“ dosiert gesteigert wird.

Hinweise

- Lieber zu lange als zu kurz! Herz-Kreislaufsystem und Atmung benötigen eine gewisse Anlaufzeit, um auf Touren zu kommen und sich an die erhöhte Belastungssituation anzupassen. Durch eine dosierte Steigerung des SBE lässt sich eine Sauerstoffschuld und eine erhöhte Beanspruchung des anaeroben Stoffwechsels vermeiden.
- Steigern Sie erst dann von SBE 2 auf 3 bzw. von SBE 3 auf 4, wenn sich Atmung und Herzfrequenz im steady-state befinden, d. h. sich jeweils auf konstantem Niveau eingependelt haben.
- Bewegen Sie sich solange auf der jeweiligen Stufe, bis Sie „Ihren Rhythmus gefunden“ haben und Sie sich locker und entspannt bewegen können.
- Steigern Sie, wenn das eingeschlagene Tempo für Sie keine Belastung mehr darstellt und das SBE bei konstanter Intensität sinkt.

Variationen

- Je intensiver die angestrebte Zielbelastung, desto länger sollten Sie sich aufwärmen.
- Am frühen Morgen und bei kalter Witterung länger aufwärmen.

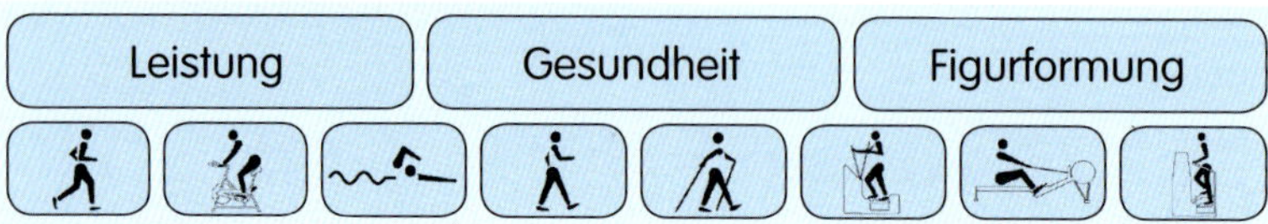

Abwärmprogramm

D3

SBE	Zielbelastung	Abwärmprogramm 3′-5′	3′-5′	% HFmax
7				95-100
6				90-95
5				85-90
4	■			70-85
3		■		60-70
2			■	50-60
1				

Nach dem Training sollte man 6 bis 10 Minuten auslaufen, ausradeln oder ausschwimmen, um das Herz-Kreislaufsystem langsam „herunterzufahren" (→ Vermeidung von Kreislaufproblemen) und den Abbau von Stoffwechselendprodukten zu fördern (→ Unterstützung der Regeneration). Das Belastungsempfinden sollte während des Abwärmens stetig sinken und am Ende wieder SBE „leicht" erreichen.

Hinweise

- Wichtig: unmittelbar nach der Belastungsphase direkt weiterbewegen, auch wenn das Tempo noch so gering ist; nach Lauftraining ist auch „Ausgehen" erlaubt.
- Die Atmung sollte sich am Ende des Abwärmprogramms wieder normalisiert haben, so dass Sprechen keinerlei Probleme darstellt.
- Die Herzfrequenz liegt beim Abwärmen deutlich höher als beim Aufwärmen, weil der Körper noch mit der Regeneration beschäftigt ist.

Variationen

- Die Endphase kann auch im Gehen absolviert werden; HF sollte dann auf ca. 120 sek/min und darunter sinken.
- Besonders wichtig ist ein langes Abwärmen nach intensiven Programmen, nach langen extensiven Programmen genügt ein kurzes Abwärmen (3 bis 5 min).
- Laufen: Wechseln zwischen Gehen und Traben, zwischen Hopserlauf und Traben → Lockern der Muskulatur.
- Schwimmen: Wechseln zwischen verschiedenen Lagen; besonders erholsam: Rücken-Gleichschlag mit Brust-Beinschlag.

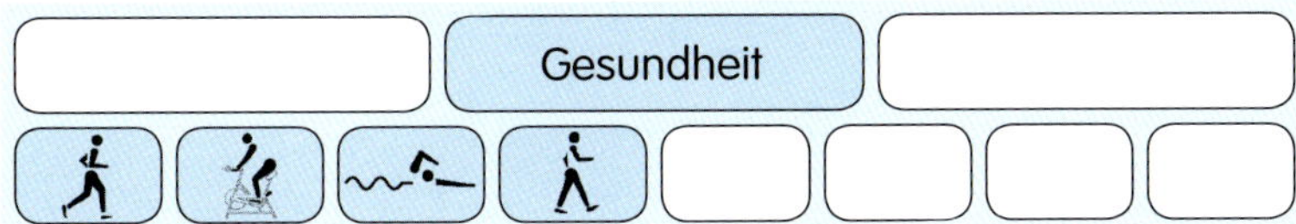

D4

Regeneration

SBE		% HFmax
7		100
6		90-100
5	Zielbelastung	80-90
4	5′ 20′-30′ 3′	75-80
3		60-75
2		50-60
1		

Nach dosiertem Herantasten über SBE „leicht" werden 20 bis 30 min mit SBE „leicht-mittel" trainiert, danach erfolgt ein kurzes Abwärmen.

Hinweise

- Vgl. Hinweise zu *Basisprogramm (D1)*.
- Beschleunigung und Unterstützung der Regeneration durch den schnelleren Abbau von Ermüdungs- und Schlackenstoffen.
- Psychophysische Entspannung und Regeneration.
- Einsatz: direkt nach hartem Krafttraining oder Skitag, nach einem stressigen Arbeitstag oder zwischen zwei intensiven Trainingstagen.
- Das gesamte Training spielt sich im Wohlfühlbereich ab.
- Nach dem Training sollte man sich entspannt und ausgeglichen fühlen; Muskelschmerzen und Ermüdungssymptome wie schwere Beine sollten sich durch das Training verringern.
- Ideal sind Sportarten und natürliche Bewegungsformen, bei denen man koordinativ nicht zu sehr gefordert wird und sich locker bewegen kann.
- Ein Training in der freien Natur an der frischen Luft ist zu bevorzugen.

Variationen

- Laufen im Wechsel mit Hopserlauf und Gehen.
- Radergometer mit Armkreisen und Dehnen der Arme.

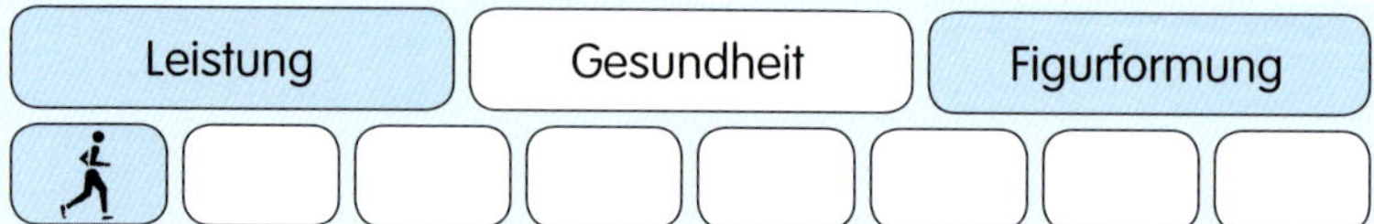

Optimalprogramm Fettverbrennung

D5

SBE				% HFmax
7				95-100
6		Zielbelastung		90-95
5		60'-90' (und länger)		85-90
4	6'		3'	75-85
3				60-75
2				
1				

Nach kurzem Einlaufen mit SBE 3 werden 60 bis 90 min (für gut Trainierte auch länger) im Bereich der höchsten Fettumsatzrate (SBE 4) trainiert, bei Bedarf können noch ca. 3 min ausgelaufen werden.

Hinweise

- Mit Laufen lassen sich mit Abstand die meisten Kalorien und Fette verbrennen.
- Nicht geeignet für Übergewichtige, Einsteiger und Trainierende mit Problemen am passiven Bewegungsapparat (Knie, Sprunggelenk…).
- Abbruchkriterium: Stechen oder Schmerzen in Beinmuskulatur, Hüfte oder Kniegelenken.
- Je länger desto besser: der Fettstoffwechsel gewinnt umso mehr an Bedeutung, je länger die Belastung dauert.
- Achtung: Überlastungen vermeiden! Auch Einsteiger, für die eine einstündige Dauerbelastung kein Problem für das Herz-Kreislaufsystem darstellt, müssen sich langsam an lange Einheiten über eine Stunde herantasten, da der passive Bewegungsapparat sehr langsam adaptiert.
- Lange Belastungen beanspruchen auch den Kohlenhydratstoffwechsel und die Strukturproteine des Muskels → am Tag danach nur kurzes, regeneratives Training; maximal 2 Einheiten dieser Art pro Woche.
- Basisprogramm für Leistungsorientierte, die einen Marathon oder Halbmarathon bestreiten wollen.

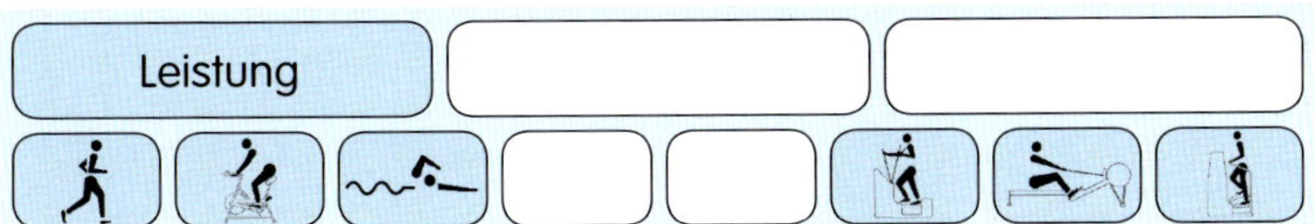

D6

Schwellenprogramm

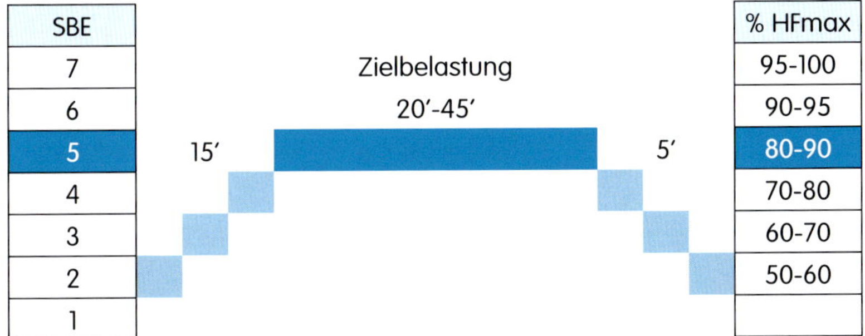

Nach ausführlichem Aufwärmen werden zwischen 20 und 45 min mit SBE „mittel-schwer" knapp unterhalb der anaeroben Schwelle trainiert. SBE „schwer" sollte nur *„berührt"* werden, um die anaerobe Schwelle nicht zu überschreiten (intensive Dauermethode). Danach folgt ein längeres Abwärmen.

Hinweise

- Beim Radfahren und Schwimmen kann die Zielbelastung bereits bei 75% HFmax erreicht werden.
- Effektivste Intensität zur Entwicklung der aeroben Ausdauer.
- Der Wohlfühlbereich wird zwar verlassen und die Atmung muss umgestellt werden (Atemfrequenz steigt), aber der Grenzbereich wird noch nicht erreicht, d.h. man sollte immer noch das Gefühl haben, zulegen zu können.
- Die Herzfrequenz sollte während der Zielbelastung nicht oder nur unwesentlich steigen.
- Langsam und dosiert an die hohe Belastung herantasten, um eine frühzeitige Ermüdung zu verhindern → lange aufwärmen.
- Lange Auslaufen, -schwimmen, -radeln usw., um das Herz-Kreislaufsystem herunterzufahren und Ermüdungsstoffe besser abzubauen.
- Nur in gut erholtem Zustand durchführen und am Tag danach nur locker trainieren.

Variationen

- Gewöhnung an höhere Intensität: nach dem Aufwärmen zunächst 10 min „mittel", dann 10 min „mittel-schwer" und noch mal 10 min „mittel".

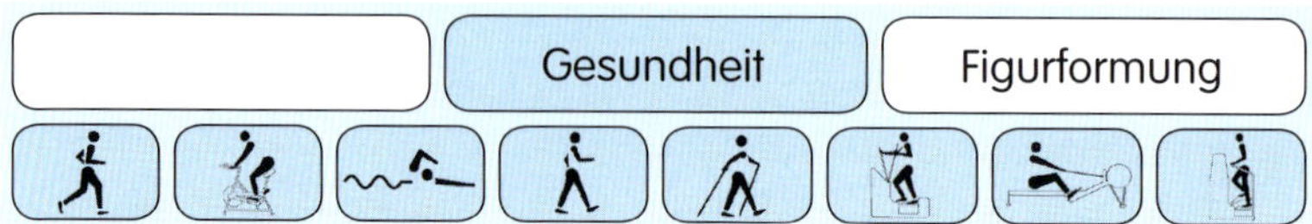

Gesundheitsprogramm

D7

SBE		% HFmax
7		95-100
6		90-95
5	Zielbelastung 30'-45'	85-90
4		75-85
3	6' / 3'	60-75
2		50-60
1		

Nach dosiertem Herantasten über SBE 2 werden 30 bis 45 min mit SBE „leicht-mittel" trainiert, danach erfolgt ein kurzes Abwärmen.

Hinweise

- Vgl. Hinweise zu *Basisprogramm (D1)*.
- Das gesamte Training spielt sich im Wohlfühlbereich ab und wird als *angenehme Anstrengung* empfunden.
- Besser Trainierte können auch mit „mittel" trainieren.
- Nach dem Training sollte man sich entspannt und ausgeglichen fühlen bzw. keine Ermüdung (z. B. schwere Beine) spüren.
- Drei Trainingseinheiten dieser Art mit 45 min Dauer stellen das Gesundheits-Optimalprogramm für eine Woche dar!

Variationen

- Für Einsteiger sind auch 20 min Zielbelastung möglich.
- Beim Cardio-Training im Studio können während des Trainings Gerätewechsel ohne Pause durchgeführt werden, dies bringt Abwechslung und beansprucht den Körper vielseitig → einseitige Belastung und schnellere Abnutzung der Gelenke wird verhindert, ganzheitliches Training des Körpers gefördert (z. B. Laufen/Walking, Rudern, Rad).
- Wechsel der Sportart von Einheit zu Einheit (Laufen, Rad, Schwimmen).

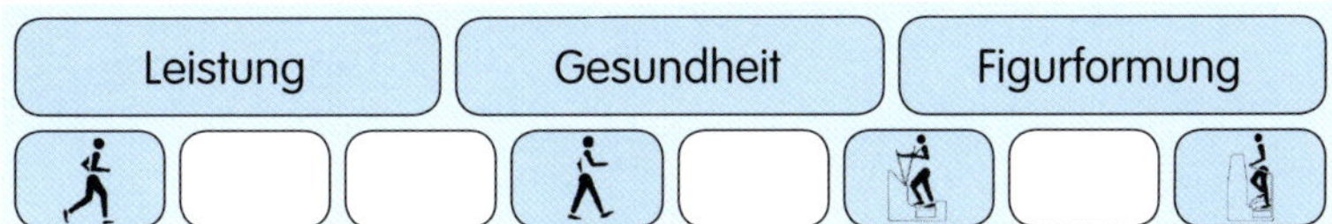

D8 Fettverbrennung an Cardiogeräten

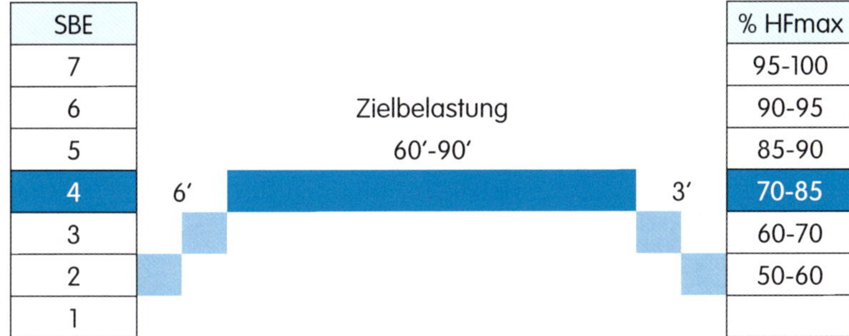

Nach kurzem Aufwärmen trainiert man 60-90 min im Bereich der höchsten Fettumsatzrate mit SBE „mittel“ (für schlechter Trainierte SBE 3); danach folgt ein kurzes Abwärmen.

Hinweise

- Laufband, Cross-Trainer und Stepper sind am besten geeignet, um auf angenehme Weise möglichst viele Fette zu verbrennen.
- %HFmax liegt beim Laufen etwas höher als bei Cross-Trainer und Stepper.
- Dauer vor Intensität → je länger, desto größer der Anteil der Fettverbrennung am Gesamtenergieumsatz.
- HF und SBE sollten während der Zielbelastung relativ konstant bleiben → Tempoanpassung.
- Unterhalten ist problemlos möglich (Sauerstoff-steady-state).
- Abbruchkriterium: Stechen oder Schmerzen in Beinmuskulatur, Hüfte oder Kniegelenken.

Variationen

- Wechsel der Cardiogeräte von Training zu Training.
- Wechsel der Cardiogeräte innerhalb des Trainings ohne Pause und ohne Veränderung des SBE (z. B. 30 min Laufen, 30 min Steppen, 30 min Cross-Trainer).
- Wechsel zwischen Walken und Laufen auf dem Laufband (z. B. 5 min Walken, 10 min Laufen, 5 min Walken, 10 min Laufen, 5 min Walken…) bei konstantem SBE.

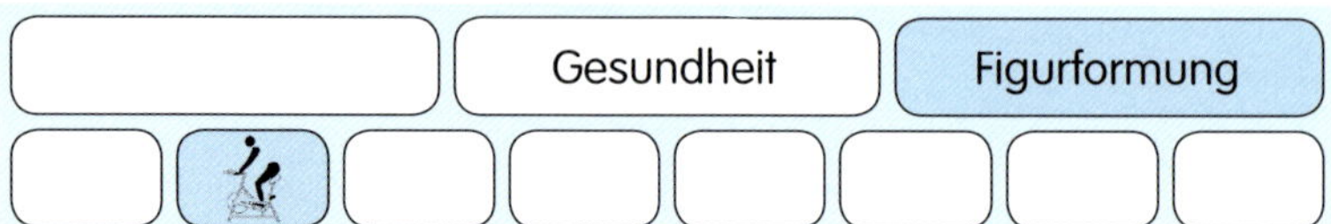

Entlastende Fettverbrennung

D9

SBE		Belastung		% HFmax
7				90-100
6		Zielbelastung		80-90
5		90′-120′ (und länger)		75-80
4	6′		3′	65-75
3				50-65
2				
1				

Nach kurzem Einradeln mit SBE 3 werden 90 bis 120 min (und länger) im Bereich der höchsten Fettumsatzrate bei SBE „mittel" trainiert. Es können noch 3 min „ausgeradelt" werden.

Hinweise

- Besonders geeignet für Übergewichtige und Trainierende mit Problemen am passiven Bewegungsapparat (Knie, Sprunggelenk…).
- Je länger, desto besser: der Fettstoffwechsel gewinnt umso mehr an Bedeutung, je länger die Belastung dauert.
- Aufgrund des geringeren Energieumsatzes ist eine längere Dauer als bei den anderen Cardiogeräten zu empfehlen.
- Achtung: %HFmax bei SBE 4 fällt auf dem Rad geringer aus!
- Ablenkung durch Fernsehen, Lesen, Musikhören sollte bei dieser Intensität leicht möglich sein.

Variationen

- Variation von Frequenz und Widerstand (bei konstantem SBE).
- Zusatzbelastungen auf Radergometer (Armkreisen, Dehnen der Arme).
- Im Studio auf dem Radergometer oder im Freien mit dem Rad.

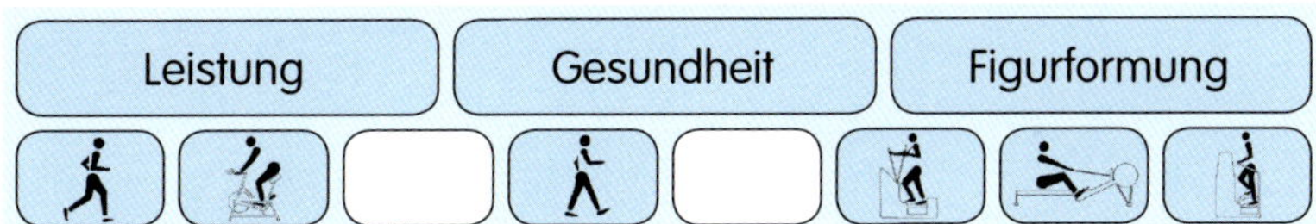

D10 Studio-Triathlon

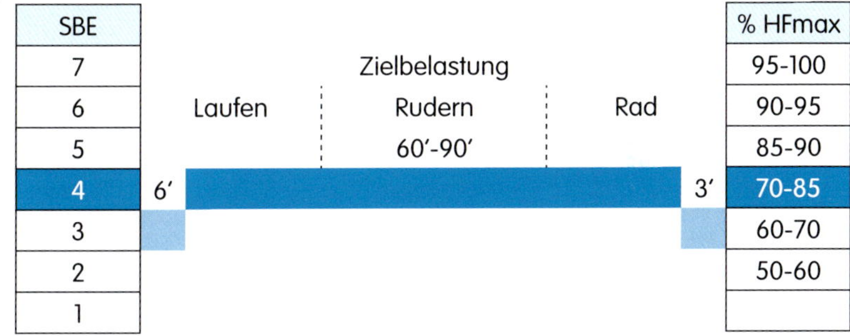

Der Triathlon beginnt auf dem Laufband mit Walking oder Laufen, da hier die gesamte Muskulatur gut erwärmt werden kann. Nach der Aufwärmphase werden 20 bis 30 min mit SBE „mittel" gewalkt oder gelaufen. Danach erfolgt der Wechsel auf das Ruderergometer. Man gewöhnt sich über 1 bis 2 min an den neuen Bewegungsablauf, um dann ebenfalls mit SBE „mittel" über 20 bis 30 min zu trainieren. Den Abschluss bilden 20 bis 30 min auf dem Radergometer.

Hinweise

- Der Gerätewechsel bringt Abwechslung und fordert unterschiedliche Muskelgruppen bei andauernder Herz-Kreislaufbeanspruchung.
- %HFmax muss den unterschiedlichen Belastungsformen angepasst werden: Laufen 75-85%; Rudern und Rad 70-80%.
- Nach den Gerätewechseln sollte man sich über 1 bis 2 min einrudern bzw. einradeln, um in den neuen Rhythmus zu kommen.

Variationen

- An Stelle des Laufbands können auch der Cross-Trainer oder der Stepper eingesetzt werden.
- Das Rudern kann mit höherer Intensität („mittel-schwer") als Kraftausdauerteil gestaltet werden.

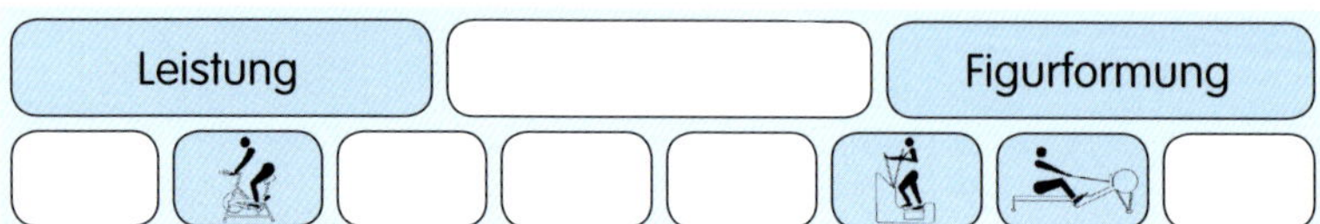

D11

Kraftausdauer im Studio

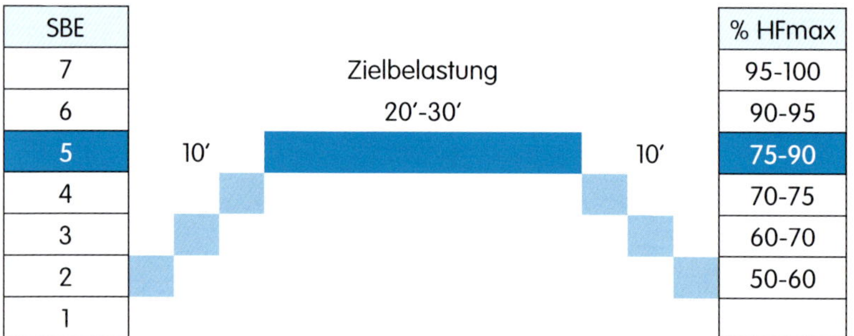

Nach ausführlichem Aufwärmen werden zwischen 20 und 30 min mit SBE 5 bis 6 trainiert. Dabei versucht man eine relativ hohe Leistung bzw. Wattzahl mit geringerer Arbeitsfrequenz zu erzielen. Danach folgt ein längeres Abwärmen.

Hinweise

- Nur für Fortgeschrittene! SBE 6 nur für Leistungsorientierte.
- Rad mit 60 bis 70 U/min; Ruderergometer mit 20 bis 25 S/min; Cross-Trainer mit 50 bis 60 S/min.
- Zunächst an die Frequenz herantasten, dann den Widerstand erhöhen, bis SBE 5(6) erreicht ist.
- Ein flüssiger Bewegungsablauf muss erhalten bleiben: „runder Tritt“ auf dem Rad bzw. rhythmischer und koordinierter Ruderschlag mit ausgeprägtem Endzug auf dem Ruderergometer.
- Beim Rudern ist aufgrund des erhöhten Krafteinsatzes eine korrekte und stabile Technik Voraussetzung.
- Beim Rudern den Mund geöffnet halten, um ein Pressen beim Anzug zu verhindern.
- Lang abwärmen, um die Ermüdungssubstanzen schneller aus den Muskeln zu befördern und die Erholungszeit zu verkürzen.

Variationen

- Die Intensität langsam steigern: 10 min SBE 4, 10 min SBE 5, 10 min SBE 6 (immer mit geringer Arbeitsfrequenz!).
- Spezielles Armtraining am Cross-Trainer: Arme aktiv, Beine nur locker mitbewegen.

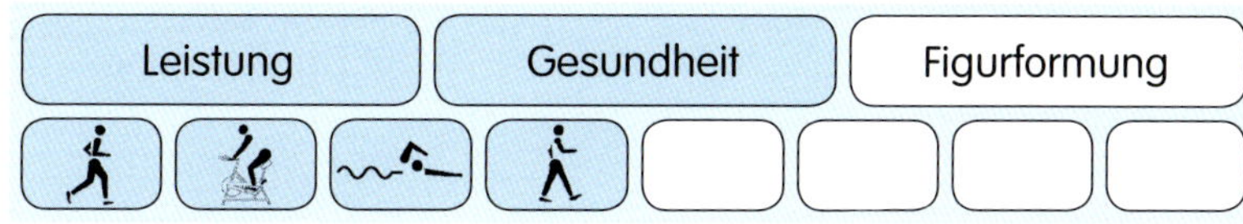

D12 **Hausaufgabe**

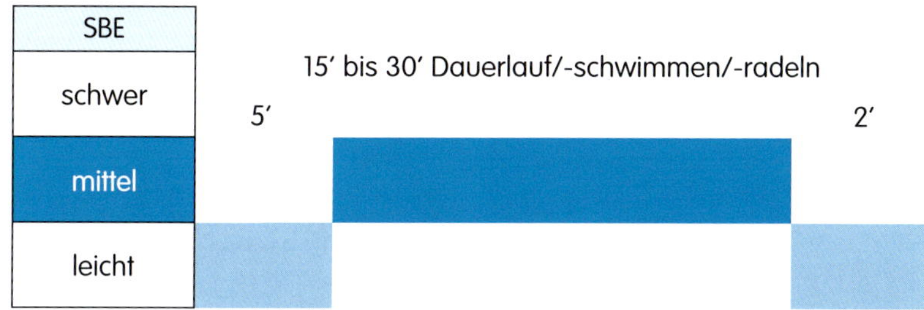

Beginne dein Training mit einem 5-minütigen Aufwärmen. Wähle ein Tempo, das dir *leicht* fällt. Du darfst dabei deine Atmung kaum spüren. Nach den 5 Minuten erhöhst du die Geschwindigkeit etwas, so dass du dich in einem *mittleren* Bereich bewegst. Dieses Tempo solltest du lange durchhalten und bei Bedarf jederzeit steigern können. Versuche, mindestens 15 Minuten ohne Pause zu laufen/schwimmen/radeln. Nach dem Training gehst/badest/radelst du noch 2 Minuten, bis sich deine Atmung wieder beruhigt hat.

Hinweise

- Voraussetzung: du kannst 15-20 Minuten am Stück laufen und bist mit der SBE-Skala vertraut.
- Sollte die Belastung während des Lauftrainings langsam *schwer* werden, dann verlangsame das Tempo oder lege eine Gehpause ein. Im Schwimmen kannst du von Kraul auf Brust wechseln.
- Trainiere zusammen mit anderen (Freunde, Geschwister, Eltern).
- Du solltest dich während des Trainings jederzeit unterhalten können.
- Miss direkt nach dem Training (vor dem abschließenden Gehen) deinen Puls: 10 Sekunden lang messen und diese Zahl mit 6 multiplizieren.
- Führe ein Trainingstagebuch und notiere Datum, Trainingspuls, Dauer und Strecke.
- Vermeide beim Lauftraining Strecken auf Asphalt.

Variationen

- Im Schwimmen kannst du jederzeit zwischen Kraul, Brust und Rücken wechseln. Wichtig ist nur, dass du keine Pausen einlegst.
- Auf dem Rad kannst du auch deutlich länger als 30 min trainieren.

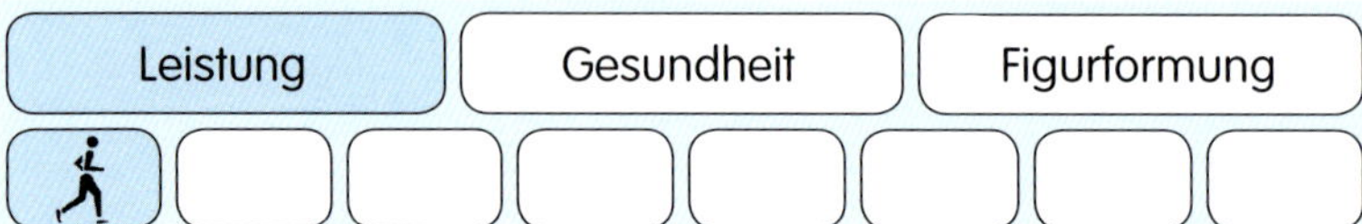

Mannschaftsmarathon

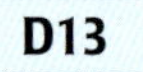

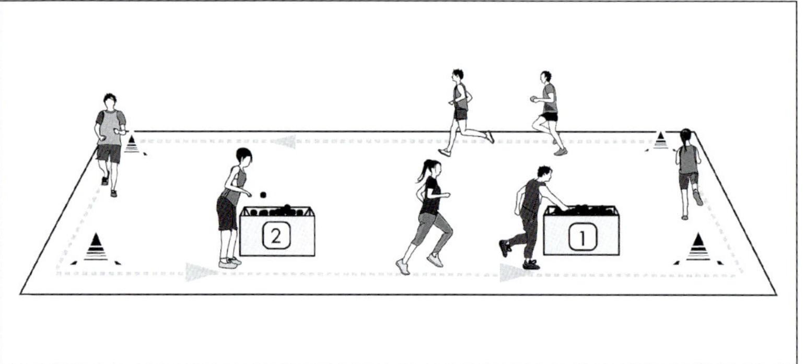

Eine Klasse hat die Aufgabe, im Team die Marathondistanz von 42 km zu bewältigen. Die Teilnehmer transportieren im Laufen (bei Bedarf Gehpausen) Tennisbälle von Bananenkarton 1 zu Bananenkarton 2 und legen dabei jeweils eine Runde von 200 m zurück; Das Ziel ist erreicht, wenn alle Bälle in Bananenkarton 2 liegen bzw. die Gesamtleistung von 42 km erreicht ist.

Hinweise

- Zum Leistungsvergleich kann die Gesamtzeit gestoppt werden.
- Aufgabe: Laufe dein eigenes Tempo und belaste dich „mittel“!
- Belastung aufgrund des Aufforderungscharakters recht hoch.
- Tipp: vor Beginn 1-2 ruhige Einführungsrunden (ca. 800 m) mit Tempovorgabe des Trainers (SBE „mittel“), um ein zu schnelles Anlaufen zu verhindern.
- Jeder Teilnehmer leistet seiner individuellen Leistung entsprechend einen Beitrag zum Gesamterfolg.

Variationen

- Bei größeren Gruppen (mehr als 10 Teilnehmer) Zeitvorgabe verwenden, um Mindestdauer von 20 min zu erzielen. Ziel: möglichst viele Bälle transportieren.
- Bei Jüngeren die Zielerreichung in den Vordergrund stellen (keine Zeitnahme), um eine zu intensive Beanspruchung zu verhindern.

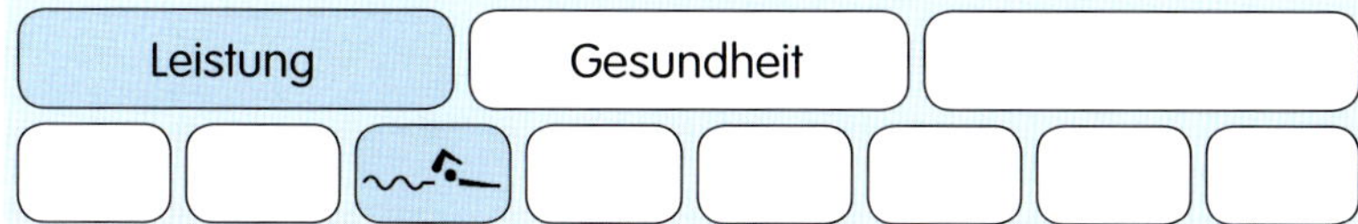

D14 Mannschaftsmarathon im Wasser

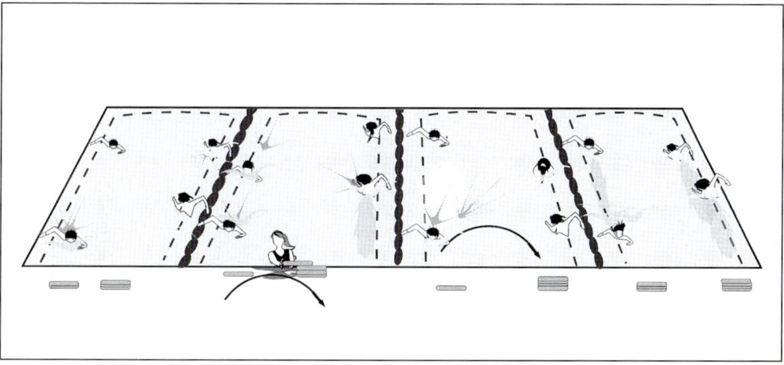

Die Trainingsgruppe wird je nach Anzahl der verfügbaren Bahnen und der Größe der Gruppe in 2 bis 4 gleich große Teams geteilt (5 bis 8 Schüler pro Bahn) Die Mannschaften schwimmen dann in der Wettkampfzeit (10 bis 20 Minuten) so viele Bahnen wie möglich. Dabei ist auf ein gleichmäßiges Tempo zu achten (SBE „schwer" als Obergrenze). Die geschwommenen Bahnen werden addiert und das Teamergebnis festgehalten.

Hinweise

- Die Trainierenden sollten bereits Erfahrung mit längeren Strecken haben, um ihr Tempo einteilen zu können.
- Tipp: Beginn mit SBE „mittel", um zu schnelles Angehen zu verhindern.
- Es wird im Rechtsverkehr geschwommen (rechts hoch, links zurück).
- Start in 5 sek-Abständen, die schnelleren Schwimmer zuerst.
- Es wird links überholt.
- Jeder Schwimmer legt nach zwei Bahnen ein Schwimmbrett von rechts nach links. Sind 5 Bretter umgelegt, werden sie vom Trainer wieder nach rechts geschoben und die Gruppe bekommt einen Pull Buoy (= 10 Bahnen); alternativ können auch kranke Schüler oder der Trainer die Bahnen mitschreiben.
- Jeder Teilnehmer leistet seinen Beitrag zum Gesamterfolg.
- Der Wettkampfcharakter wirkt motivierend.

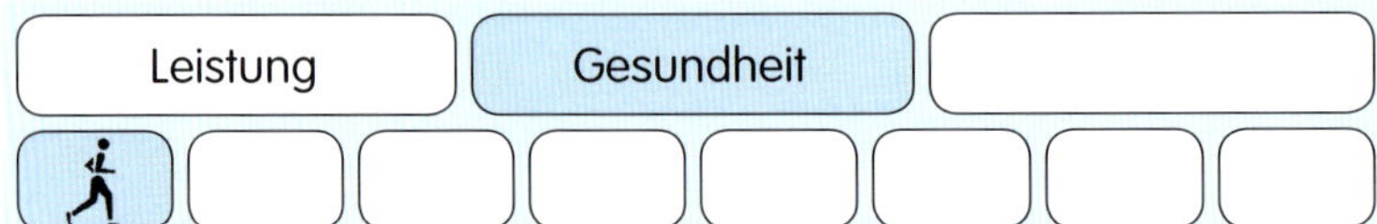

Tempogefühl

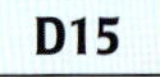

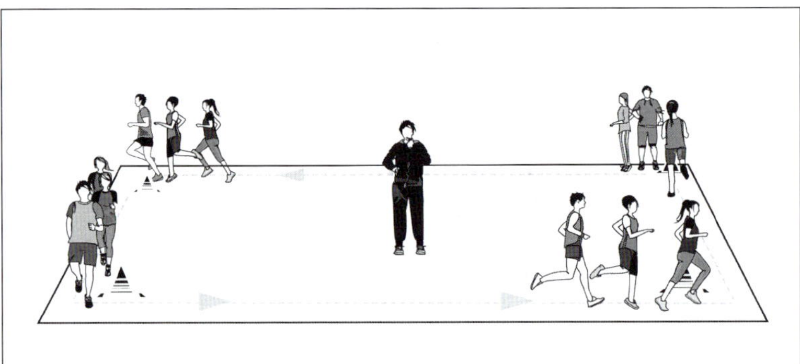

Auf einem gleichseitigen Viereck mit 50 m Seitenlänge werden 4 Gruppen an den Ecken verteilt. Der Trainer gibt für 2 Runden mit der Pfeife ein ruhiges Tempo (ca. SBE 4) vor; die Gruppen müssen bei Pfiff am nächsten Hütchen sein. Bei zu frühem Eintreffen wird auf der Stelle getrabt. Danach müssen die Teams 5 Runden nach Gefühl in demselben Tempo laufen; Sieger ist die Mannschaft, die das Tempo der Einführungsrunden am besten trifft! Es werden mehrere Wiederholungen mit unterschiedlichen Tempovorgaben durchgeführt, bis 20 Minuten Gesamtdauer erreicht sind.

Hinweise

- Ziel: gleichmäßiges ruhiges Tempo entwickeln und damit verbundenes Belastungsempfinden bewusst wahrnehmen.
- Mehrere Wiederholungen bis zu einer Mindestgesamtdauer von 20 Minuten; dazwischen nur kurze Pausen zur Ansage.
- Belohnt wird nicht die schnellste Zeit, sondern die Gruppe mit dem besten Belastungsempfinden und Zeitgefühl.

Variationen

- Jeder Teilnehmer muss sein eigenes Tempo entwickeln → Einzelsieger.
- Bei heterogenen Gruppen: mehrere Vierecke ineinander zur Differenzierung (vgl. *Vierecksintervalle I16*).
- Nach den Einführungsrunden müssen schnellere oder langsamere Abschnitte gelaufen werden.

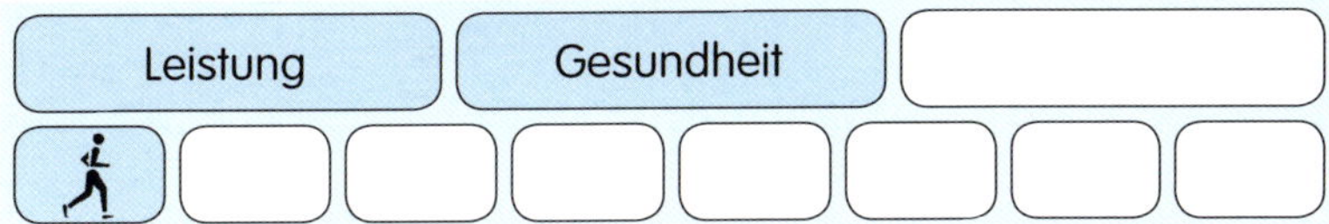

D16 Tempomat

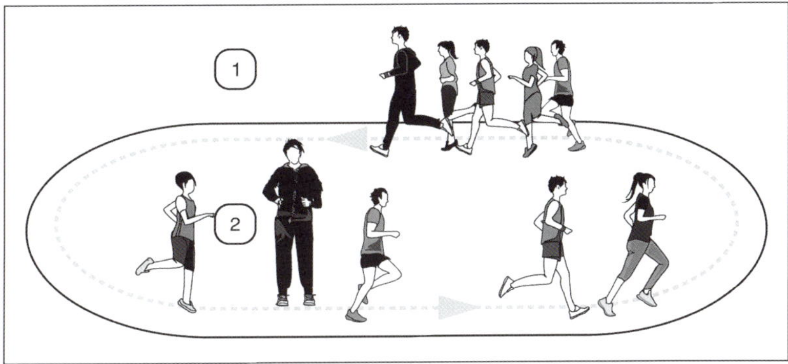

Der Trainer gibt auf einer 400m-Bahn, auf einer definierten Runde auf dem Sportplatz oder dem Schulgelände für ca. 5 min ein konstantes Tempo für die Gruppe vor, indem er sich vor sie spannt und diese sein Tempo aufnimmt. Dabei sollte die Intensität in Abhängigkeit des Leistungsstandes der einzelnen Trainierenden im Bereich zwischen SBE „leicht-mittel" und „mittel" liegen. Nach der Führungsarbeit klinkt sich der Trainer aus und jeder muss für sich versuchen, über mehrere Runden das Tempo möglichst konstant zu halten. Sieger ist, wer die Geschwindigkeit am besten getroffen hat.

Hinweise

- Ziel: gleichmäßiges ruhiges Tempo entwickeln und damit verbundenes Belastungsempfinden bewusst wahrnehmen!
- Voraussetzung ist, dass die Gruppe relativ homogen ist.
- Bei der Tempovorgabe nach den Leistungsschwächeren richten.
- Leistungsstarke laufen auf den äußeren, Leistungsschwächere auf den inneren Bahnen.

Variationen

- Wettkampf/Testlauf: Nach 5 min wird das Tempo freigegeben und jeder versucht, in 10 (20) min so viele Meter wie möglich zu laufen → die ruhige Einlaufphase verhindert ein zu schnelles Anlaufen.

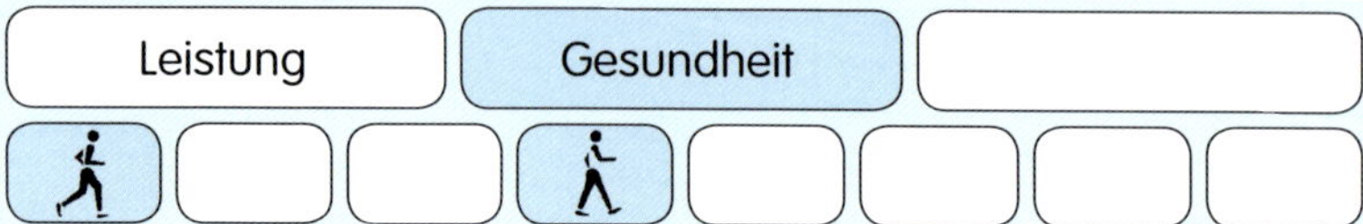

Blindenhund

D17

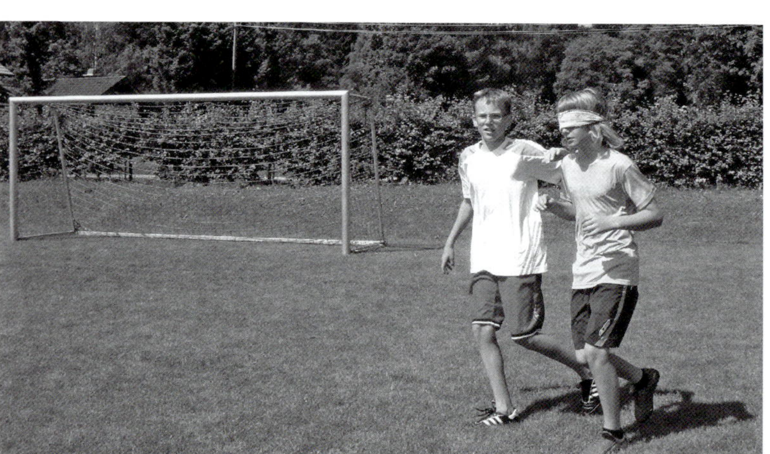

Es werden Paare mit vergleichbarer Ausdauerleistungsfähigkeit gebildet. Jeweils einer der beiden Partner bekommt die Augen mit einem Tuch verbunden. Der andere muss den „Blinden“ nun über akustische und/oder taktile Kommandos über den Sportplatz lenken.

- Tippen an die Außenseite der rechten Schulter heißt „links“.
- Tippen an die Außenseite der linken Schulter heißt „rechts“.
- Tippen auf den Kopf heißt „Stopp“.

Zunächst wird im Gehen geübt, dann wird in langsames Laufen mit SBE „mittel“ übergegangen.

Hinweise

- Durch die „Unsicherheit“ wird automatisch das Tempo reduziert.
- Nur auf dem Sportplatz mit genügend Platz durchführen.
- Durch Ausschalten des optischen Analysators wird die Aufmerksamkeit auf kinästhetische Informationen gelenkt und die Körperwahrnehmung geschult.
- Es sollte eine Mindestdauer von 10 min erreicht werden.

Variationen

- Es müssen bestimmte Kurse oder Tore durchlaufen werden.
- Der blinde Schüler muss nach dem Lauf schätzen, wo er sich auf dem Platz befindet.

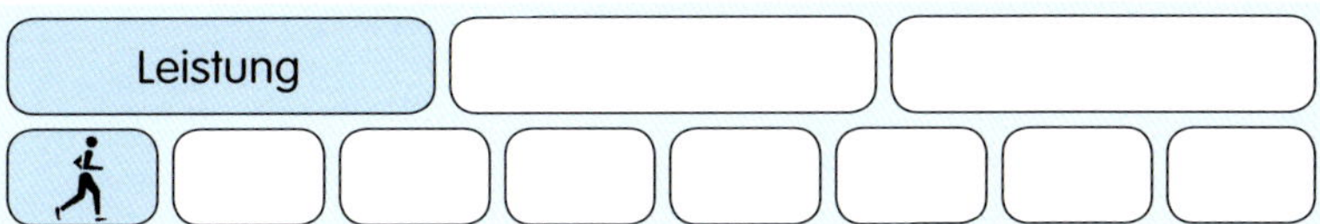

D18

Hindernislauf

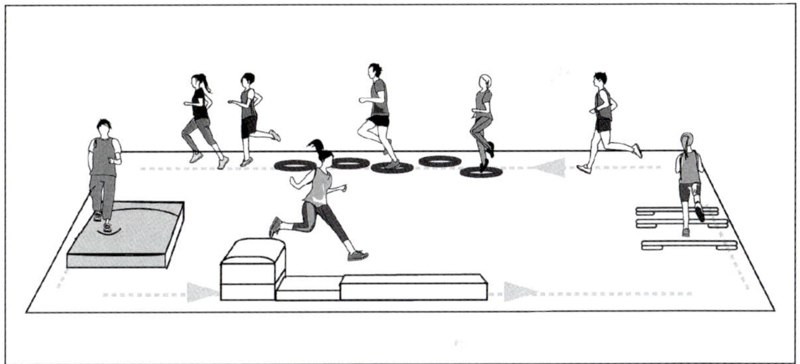

Die Kinder müssen im Laufen Hindernisse überwinden: Beispiele: „Hürden“ (quergestellte Langbänke), „Wassergraben“ (Kastenbodenteil mit -oberteil zur Absprungunterstützung, 1-2 blaue Matten quer zum Überspringen, Niedersprungmatte zur Landung), „Sumpf“ (2 Weichböden), „Flussüberquerung“ (in mehrere ausgelegte Fahrradreifen oder auf Teppichfliesen treten). Der Parcours wird mehrfach mit SBE „mittel“ durchlaufen bis mind. 10 min Gesamtdauer erreicht sind.

Hinweise

- Das Überwinden der Hindernisse motiviert und lenkt von der Dauerbelastung ab.
- Nur bei Gruppenstärken möglich, die noch ein flüssiges Überlaufen der Hindernisse erlauben, ohne dass es zu Wartezeiten kommt.

Variationen

- Kombinierbar mit Intervalltraining (Runden auf Zeit).
- Kombinierbar mit Wechselmethode (Hindernisrunden wechseln sich ab mit flachen Runden).
- Als Rundenstaffel (3er- oder 4er-Teams): ein Schüler läuft, die anderen warten im Wechselraum.

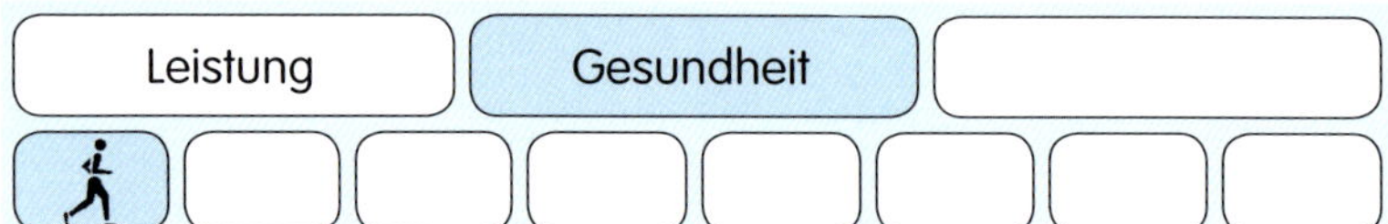

Lauf mit Lösen von Denksportaufgaben

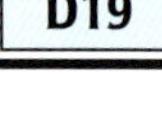

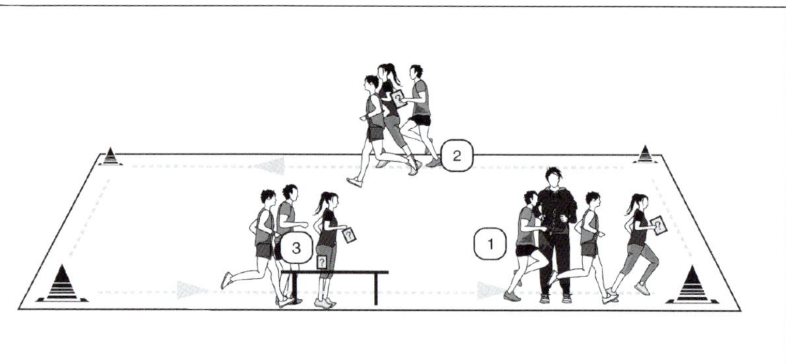

Es werden kleine, leistungshomogene Teams von 3 bis 5 Kindern eingeteilt, die mehrmals eine definierte Runde (ca. 400 m) laufen und dabei gemeinsam Denksportaufgaben lösen müssen, die sie jeweils zu Rundenbeginn auf einem kleinen Aufgabenblatt erhalten. Dabei bieten sich mathematische Aufgaben an. Nach der Runde müssen die Schüler das Ergebnis auf das Aufgabenblatt schreiben. Für jede richtig gelöste Aufgabe gibt es Zeitgutschriften.

Bsp.: 335-166+31-17+75-18-52+233+79

Hinweise

- Es sollte eine Gesamtbelastungsdauer von 10 bis 20 min erreicht werden.
- Die Gruppe *muss* laufen bzw. traben.
- Der Wechsel der Aufgabenblätter sollte ohne Pause erfolgen.
- Das Rechnen lenkt vom Laufen ab.
- Die Kinder müssen kommunizieren und sich Zwischenergebnisse merken. Dies fordert eine vorwiegend aerobe Belastung und begrenzt die Intensität.
- Den Schwierigkeitsgrad und die Komplexität der Aufgaben an die Rundenlänge anpassen.
- Auch sportlich schwächere Schüler können Erfolgserlebnisse verbuchen.

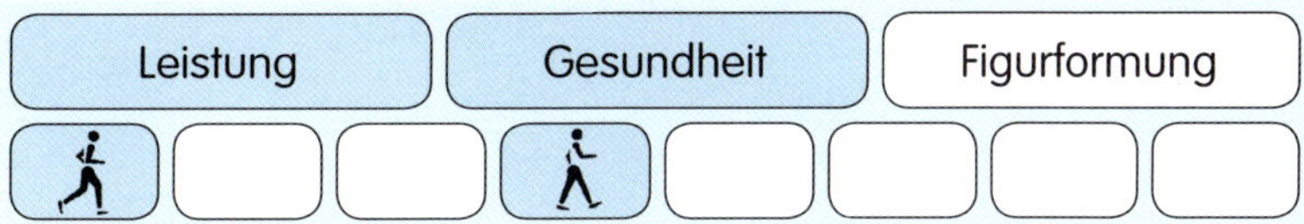

D20 Tempo halten

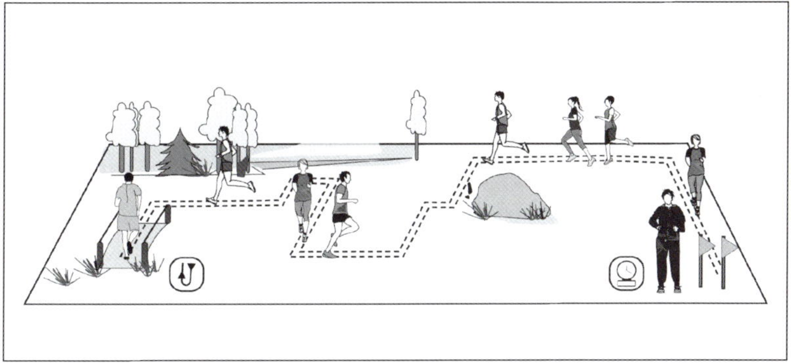

Die Trainierenden laufen im Gelände (z. B. Park, Waldweg, Trimm-dich-Pfad) zweimal eine definierte Strecke (Zeitrahmen: 2 x 10 min). Dies kann entweder eine Rundstrecke sein oder man vereinbart einen markanten Umkehrpunkt (z. B. Brücke), so dass dieselbe Strecke hin und zurück gelaufen wird. Jeder wählt sein individuelles Tempo nach SBE „mittel". Die Trainierenden haben die Aufgabe, die zweite Runde möglichst genauso schnell zu laufen, wie die erste Runde. Der Trainer stoppt und hält die Rundenzeiten fest. Sieger ist, wer die geringste zeitliche Abweichung zwischen Runde 1 und Runde 2 aufweist.

Hinweise

- Ziel: gleichmäßiges, ruhiges Tempo entwickeln und damit verbundenes Belastungsempfinden bewusst wahrnehmen.
- Belohnt wird nicht der Läufer mit der schnellsten Zeit, sondern der Läufer mit dem besten Tempogefühl.
- Die Trainierenden dürfen keine Stoppuhr mitführen!
- Die beiden Runden werden ohne Pause gelaufen.

Variationen

- Das Tempo muss nach der ersten Runde gesteigert werden.
- Auch im Walking oder mit Gehpausen möglich.

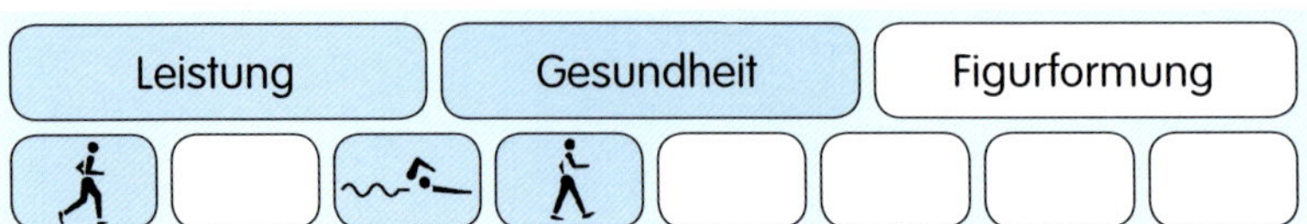

Durchhalten

D21

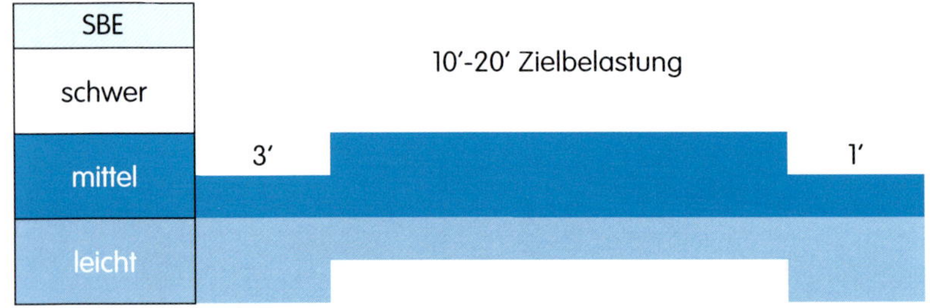

Die Kinder/Jugendlichen bekommen die Aufgabe, eine vorgegebene Zeit im Laufen/Schwimmen ohne Pause durchzuhalten. Jeder Trainierende wählt ein Tempo, bei dem er sich „leicht" bis „mittel" belastet. Die Dauer richtet sich nach dem Leistungsstand der Gruppe und nach der Zielsetzung: Wird die Dauerbelastung gleichzeitig zum Aufwärmen genutzt, so genügen 10 min, stellt sie den Hauptteil des Trainings dar, so können 20 min und länger angesetzt werden.

Hinweise

- Individuelle Belastung für jeden Teilnehmer bei gleicher Gesamtdauer.
- Jeder zählt seine gelaufenen Runden oder geschwommenen Bahnen.
- Dosiert an die Zielbelastung herantasten („leicht" → „mittel").
- Das Tempo sollte so gewählt werden, dass man jederzeit zulegen könnte.
- Beim Laufen muss Unterhalten, beim Kraulschwimmen muss ein Dreier-Zug (vgl. *Schwimmen,* S. 54) möglich sein.

Variationen

- Laufen: Abwechslungsreiche Strecke (vgl. *Wahrnehmungslauf W8*).
- Schwimmen: Beliebiger Wechsel der Lage.
- Wenn die Dauer nicht durchgängig im Laufen bewältigt werden kann, werden Gehpausen eingebaut.

Kapitel

5

Der Flottmacher: Intervallmethode

Einführung

Individualprogramme

Spielformen und Variationen

Einführung

Bei der Intervallmethode (IM) wird
- die Gesamtbelastung in mehrere intensivere Abschnitte aufgeteilt,
- die durch Pausen unterbrochen werden.

Höhere Intensität bringt neue Anpassung

Aufgrund der im Vergleich zur DM höheren Intensität der einzelnen Belastungsabschnitte ist das Intervalltraining vor allem für Fortgeschrittene geeignet und sogar nötig, wenn das Leistungs- und Fitnessniveau langfristig gesteigert werden soll. Einseitiges Training nach der DM führt irgendwann zur Stagnation, so dass nur durch das Einstreuen höherer Intensitäten weitere Anpassungsprozesse zu erzielen sind. Die intensive Ausrichtung der Intervallmethode (vgl. Abb. 18, S. 105) ist für gesundheitsorientierte Fitnesssportler nicht zu empfehlen, weil der GuF-Bereich verlassen wird! Für Kinder und Jugendliche ist ein spielerisch konzipiertes Intervalltraining mit Zusatzaufgaben in den Pausen besonders geeignet, um kindgemäß und dennoch effektiv die Ausdauer zu schulen. Medizinisch gesehen bewirken die intervallartigen, intensiven Belastungen eine stärker ausgeprägte Superkompensation. Dies bedeutet, dass eine vertiefte Ausschöpfung der Energiespeicher während der hohen Belastung und abschließend eine stärkere Wiederauffüllung während der Regeneration stattfindet. Neben der Entwicklung und Erweiterung der aeroben Ausdauer können bei hoher Intensität der Intervalle auch verstärkt die anaerobe Ausdauer bzw. die Kraftausdauer ausgebildet werden.

Belastungsgestaltung

Lohnende Pausen

Der angestrebte *Intensitätsbereich* während der Intervalle liegt höher als bei der DM. Man bewegt sich zwischen SBE 5 und 6, wobei mit diesem SBE ein höheres Tempo als bei der DM einhergeht, weil bei der IM die einzelnen Belastungszeiten wesentlich kürzer sind. Man trainiert an der anaeroben Schwelle bzw. darüber. Der Wechsel zwischen Belastungs- und Erholungsphasen erfolgt planmäßig, die Länge der *Pause* wird so gestaltet, dass es nicht zu einer vollständigen Erholung kommt, weil dies unverhältnismäßig lange dauern würde (lohnende Pause): Da in den ersten Minuten nach Belastungsabbruch bereits der größte Teil der Erholung erfolgt ist, kann in diesem Zeitbereich schon der nächste Reiz gesetzt werden. Der Erholungszustand äußert sich im Anstrengungsempfinden. Hat man ein SBE von „leicht“ erreicht und fühlt sich subjektiv bereit für die nächste Belastung, kann wieder gestartet werden. Hilfreiche Informationen liefert auch die Herzfrequenz. In den ersten

Sekunden der Pause fällt der Puls in Abhängigkeit des Trainingszustands und der Höhe der vorangegangenen Belastung sehr schnell ab, dann flacht die Pulskurve ab. Deshalb wird bei einer Herzfrequenz zwischen 120 und 130 Schlägen pro Minute bereits mit dem nächsten Belastungsintervall begonnen. Wie lange dies dauert ist abhängig von der Intensität und der Länge der vorangegangenen Teilbelastung sowie dem Trainingszustand. Für *Länge* und *Intensität* der Intervalle gilt grundsätzlich folgendes: Je länger das Intervall und je geringer die Intensität, desto größer ist die Wirkung auf die aerobe Kapazität. Je kürzer und intensiver die Intervalle ausfallen, desto stärker werden die anaerobe Kapazität (Säuretoleranz) und die Kraftausdauer ausgebildet, so dass man eine höhere Geschwindigkeit über eine bestimmte Dauer durchhalten kann. Die *Wiederholungszahl* richtet sich nach der Intensität und der Dauer der Intervalle und schwankt im Laufen in der Regel zwischen 3 und 10 Wiederholungen. Je länger und je intensiver die Intervalle sind, desto geringer ist die Wiederholungszahl und umgekehrt.

Zusammenhang von Intervalllänge, Intensität und Wiederholungen

Intervallmethode (IM) Mehrere durch lohnende Pausen unterbrochene Belastungen		
IM extensiv mittel-schwer .... schwer 70% 90%	**Intensität** SBE % HFmax	**IM intensiv** schwer .... sehr schwer 90% 100%
10 min .... 5 min	**Dauer pro Intervall**	5 min .... 1 min
bis SBE leicht erreicht ist 5 min .... 3 min	**Pausen**	bis SBE leicht erreicht ist 5 min .... 3 min
2 10	**Wieder-holungszahl**	5 10
2-mal 1-mal	**Häufigkeit/ Woche**	2-mal 1-mal
⇩ Leistung	**Primäre Ziele**	⇩ Leistung
Aerobe Ausdauer Vergrößerung der VO_2max Anheben der anaeroben Schwelle	**Primäre Wirkungen**	Anaerobe Ausdauer Kraftausdauer Technik/Koordination Erhöhung der Säuretoleranz

Abb. 18: Belastungsnormative, Ziele und Wirkungen der IM

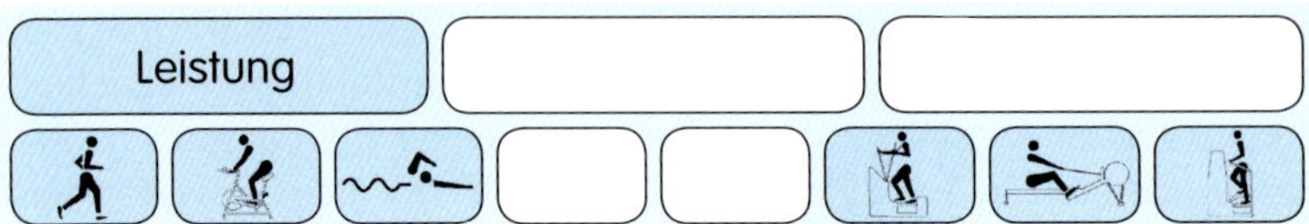

I1

Basisprogramm

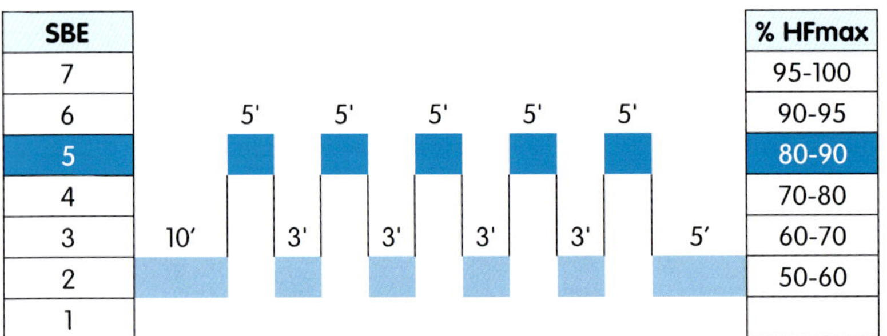

Nach ausführlichem Aufwärmen absolviert man fünf 5-minütige Intervalle mit SBE 5. Die angegebenen Pausenlängen zwischen den Intervallen stellen nur Richtwerte dar. Pausiert wird so lange, bis das SBE wieder im Bereich „leicht" liegt und die HF bis auf 120-130 S/min abgesunken ist. Die Pausen können bis zu 5 min dauern. Aufgrund der höheren Belastung sollte lange abgewärmt werden.

Hinweise

- Achtung: SBE bezieht sich auf eine wesentlich kürzere Dauer als bei der Dauermethode → Tempo/Intensität danach ausrichten!
- Beim ersten Intervall vorsichtig an die höhere Intensität herantasten.
- Dass SBE sollte von Intervall zu Intervall bei annähernd gleichem Tempo konstant bleiben (extensive Intervallmethode).
- Pausen aktiv gestalten: gehen oder traben, beim Radfahren locker weitertreten, beim Schwimmen „baden".
- Puls nach jeder Belastung und während der Pause messen → er sollte bei der extensiven Variante von Intervall zu Intervall gar nicht oder nur leicht steigen.
- Intervalle mit SBE 6 (intensive Intervallmethode) sind aufgrund der anaeroben Anteile nur Leistungsorientierten zu empfehlen.

Variationen

- Kürzere Intervalle mit mehr Wiederholungen (z. B. 8 x 2 min).
- Längere Intervalle mit weniger Wiederholungen (z. B. 3 x 8 min).
- Vorgabe der Streckenlänge (z. B. im Schwimmen 5 x 200 m; im Laufen 5 x 1000 m).

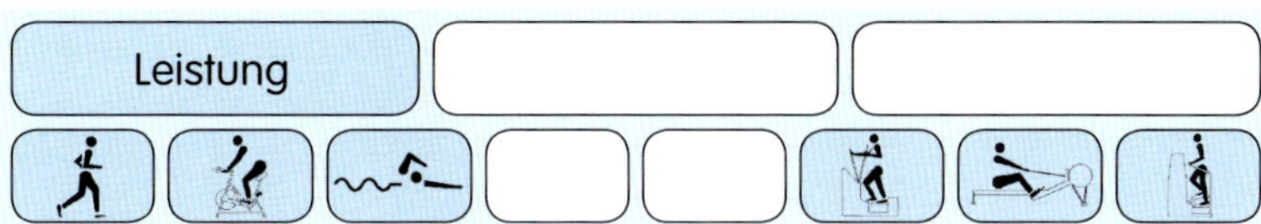

I2 Treppenprogramm

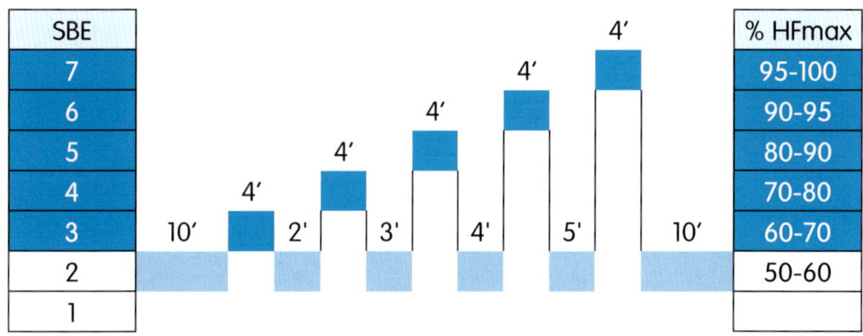

Nach ausführlichem Aufwärmen wird die Intensität von Intervall zu Intervall sukzessive erhöht. Das letzte Intervall stellt eine Maximalbelastung dar. Die Pausen müssen von Intervall zu Intervall länger werden, da bei steigender Intensität die Erholung mehr Zeit beansprucht. Aufgrund der hohen Belastung ist ein langes Abwärmen nötig.

Hinweise

- Es gelten die Hinweise zum *Basisprogramm (I1)*.
- Da auf den letzten beiden Stufen mit stark anaeroben Anteilen der GuF-Bereich verlassen wird, ist dieses Programm nur leistungsorientierten Fitnesssportlern mit einer guten Ausdauerbasis zu empfehlen.
- Das gesamte Spektrum der Beanspruchung von „leicht" bis „sehr schwer" wird durchlaufen. Durch die vertiefte Ausschöpfung kann die Ausdauer effektiv entwickelt werden.
- Der Sportler verbessert die Fähigkeit, zwischen den einzelnen Intensitätsbereichen zu differenzieren und schult so sein Subjektives Belastungsempfinden. Nach Intervall 2 („mittel") müssen noch 3 Temposteigerungen möglich sein.

Variationen

- *GuF-Variante:* von SBE 2 bis 5 steigern (5 min Stufenlänge).
- 2 Serien: die Intervallzeiten der ersten Serie stoppen und in der zweiten Serie möglichst exakt wiederholen.
- Kürzere Intervalle (1-3 min) oder längere Intervalle (5-6 min).
- Im Schwimmen: 5 x 100 m mit steigender Intensität.

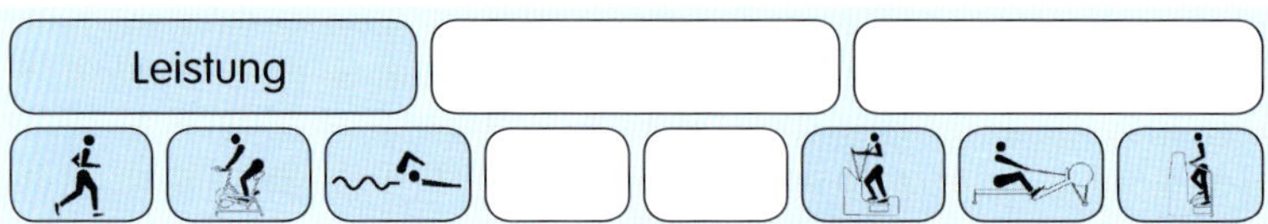

Pyramidenprogramm

I3

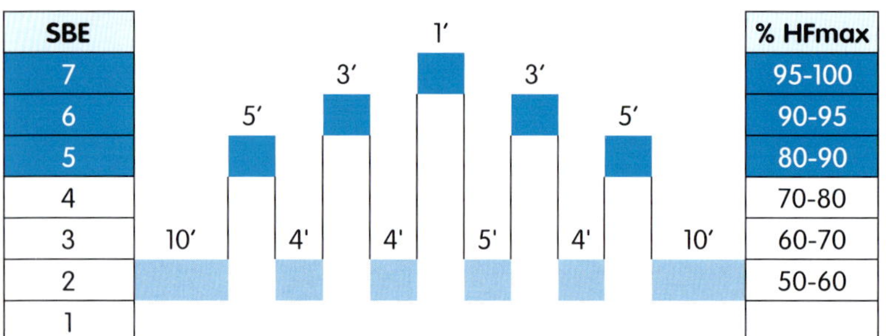

Nach ausführlichem Aufwärmen werden Intervalle mit zunehmender und dann wieder mit abnehmender Intensität absolviert. Je intensiver die Belastung, desto kürzer die Intervalldauer und umgekehrt. Aufgrund der hohen Belastung ist ein langes Abwärmen zu empfehlen. Die angegebenen Pausenlängen stellen nur Richtwerte dar.

Hinweise

Es gelten die Hinweise zum *Basisprogramm (I1)*.

- Da der GuF-Bereich verlassen wird, ist dieses Programm nur leistungsorientierten Fitnesssportlern zu empfehlen.
- Durch die wechselnde Intensität werden verschiedene Stoffwechselbereiche von überwiegend aerob bis stark anaerob angesprochen. Dies bringt nicht nur Abwechslung, sondern setzt spezielle Reize, die zu einer weiteren Entwicklung der Ausdauerleistung beitragen.

Variationen

- *GuF-Variante:* SBE 4 – 5 – 6 – 5 – 4 mit 5 min – 4 min – 3 min – 4 min – 5 min Belastungszeit.
- Länge der Intervalle erst steigern und dann wieder senken (z. B. 1 min, 3 min, 5 min, 3 min, 1 min), die Intensität dementsprechend anpassen.

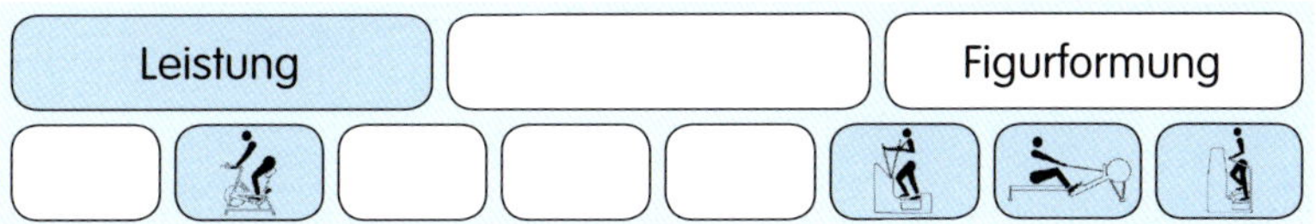

I4

Kraftausdauer im Studio

SBE		% HFmax
7		95-100
6	2′ 2′ 2′ 2′ 2′	90-95
5		80-90
4		70-80
3	10′ 3' 3′ 3′ 3′ 5′	60-70
2		50-60
1		

Nach gründlichem Aufwärmen werden 5-10 Intervalle mit SBE 5 (6) gegen größere Widerstände durchgeführt. Erhöhte Widerstände können durch eine spezielle Ausführung erzeugt werden: Beim Radfahren die Trittfrequenz (50-60 U/min) und beim Rudern die Schlagfrequenz niedrig halten (20-25 S/min). Auf dem Cross-Trainer eine höhere Schwierigkeitsstufe mit mittlerer Schrittfrequenz wählen (60-70 S/min). Auf dem Stepper mit höherer Schwierigkeitsstufe, größerer Steigamplitude bzw. geringerer Frequenz (70-80 S/min) trainieren. Die Intervalldauer wird aufgrund der schnellen Ermüdung kürzer gehalten. Die Pause wird lohnend und aktiv gestaltet: Locker weiterbewegen bis sich das SBE bei „leicht" und die HF zwischen 120 und 130 eingependelt haben (ca. 3 min).

Hinweise

- SBE 6 ist gesundheitsorientierten Fitnesssportlern aufgrund verstärkt anaerober Anteile nicht zu empfehlen.
- Je geringer die Arbeitsfrequenz bei einer bestimmten Leistung (Wattzahl/Tempo), desto größer ist der Widerstand pro Einzelzyklus (z. B. ein Ruderschlag) und desto größer ist wiederum der Effekt auf die Kraftausdauer.
- Beim Rudern und auf dem Cross-Trainer wird in besonderer Weise auch der Oberkörper gekräftigt.

Variationen

- *GuF-Variante:* 4 x 5 min mit SBE 5.
- Beim Radfahren wechselweise mit einem Bein arbeiten.
- Beim Cross-Trainer bevorzugt mit den Armen arbeiten, die Beine nur locker mitbewegen.

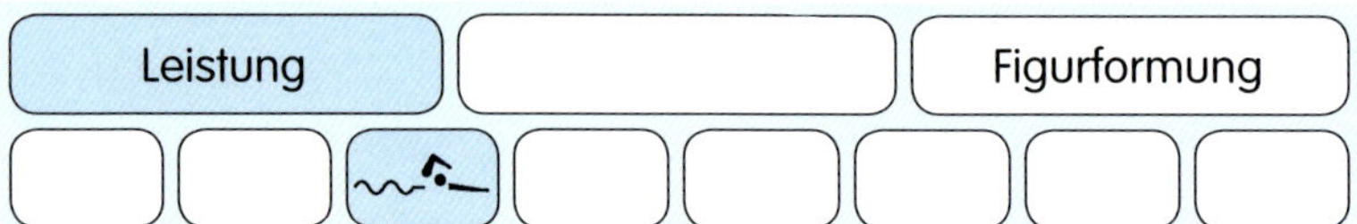

Kraftausdauer im Schwimmen

I5

5 x 50 m

SBE	% HFmax
7	90-100
6	85-90
5	75-85
4	65-75
3	
2	
1	

Nach ca. 10-minütigem Einschwimmen (300-400 m) werden je nach Leistungsstand 2-3 Serien a' 5 x 50 m mit SBE 5 (6) geschwommen. Die Pausen sollten ein Absinken des SBE auf „leicht-mittel“ erlauben (30-60 sek). Die Serien werden mit relativ niedriger Frequenz und Paddles absolviert. Zwischen den Serien werden 100 m locker geschwommen, danach ca. 200 m mit „mittel“ ausgeschwommen.

Hinweise

- In den Pausen mit dem ganzen Körper im Wasser bleiben.
- Das Tempo einigermaßen konstant halten und nicht zu schnell beginnen!
- Das SBE kann vom ersten bis letzten Intervall von „mittel-schwer“ bis „schwer“ ansteigen.

Variationen

- Längere Intervalle mit längeren Pausen (z. B. 2 x 3 x 100 m mit 60-75 sek Pause; 5 x 200 m mit 60-90 sek Pause).
- Statt Paddles kann auch mit Pull Buoy (ohne Beine) geschwommen werden.
- Von Intervall zu Intervall die Zugzahl verringern.

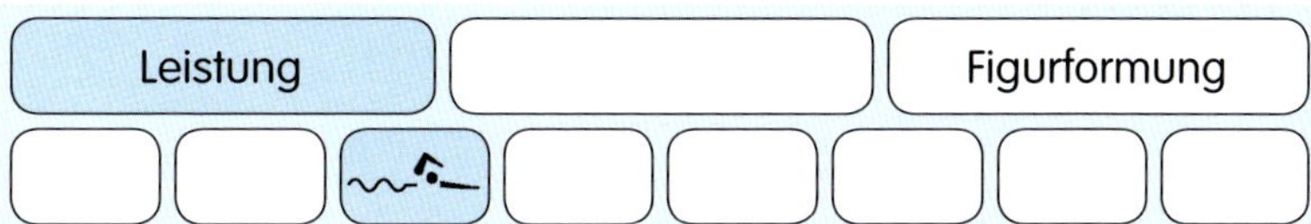

I6 Standardprogramm Schwimmen

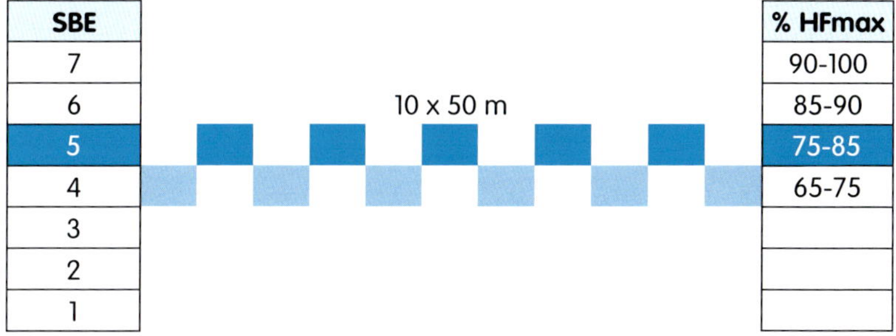

Nach ca. 10-minütigem Einschwimmen (300-400 m) werden je nach Trainingszustand 10-20 x 50 m mit SBE 5 geschwommen. Die Pausen werden dabei mit 10 bis 30 sek relativ kurz gestaltet. Danach folgt ein ca. 5-minütiges (200 m) Ausschwimmen.

Hinweise

- In den Pausen mit dem ganzen Körper im Wasser bleiben.
- Anzahl der Wiederholungen individuell ausrichten: SBE und Tempo sollten über die Teilstrecken relativ konstant bleiben, beim Übergang zu SBE „schwer" das Tempo verringern oder abbrechen.
- Tipp: Tempodosierung nach *30 min-Test im Schwimmen (T4)*.
- Intervalle sind im Schwimmen verstärkt einzusetzen, da sie Abwechslung und Spaß bringen, die spezielle Ausdauer effektiv entwickeln, die Technik fördern und Geschwindigkeitsbarrieren verhindern.

Variationen

- Längere Intervalle mit längeren Pausen (z. B. 10 x 100 m mit 30 sek Pause; 5 x 200 m mit 30 sek Pause).
- Im Seriensystem: 2 x 5 x 50 m mit 10 sek Pause; aktive Serienpause: 100 m „baden" mit SBE „leicht".
- Pyramide: 50 m – 100 m – 150 m – 200 m – 150 m – 100 m – 50 m mit 10 bis 30 sek Pause; Um das SBE konstant zu halten, muss das Tempo entsprechend angepasst werden.
- Treppe: 5 x 50 m mit 20 sek Pause; Steigern von SBE 3 bis SBE 7 (letztes Intervall maximal); auch im Seriensystem (2 x 5 x 50 m).

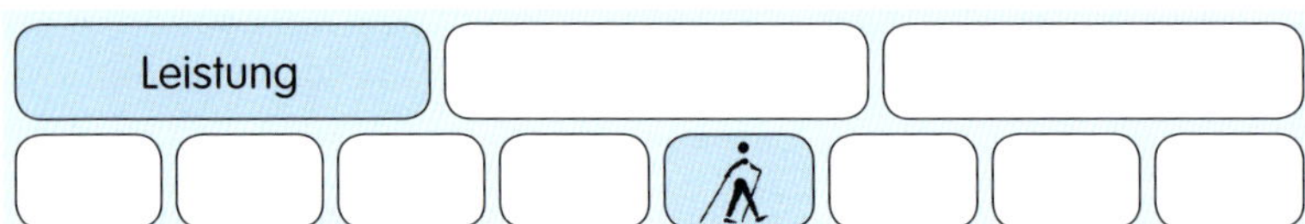

Bergintervalle

I7

SBE	% HFmax
7	90-100
6	85-90
5	75-85
4	70-75
3	60-70
2	50-60
1	

10′ – 2′ – 3′ – 2′ – 3′ – 2′ – 3′ – 2′ – 3′ – 2′ – 5′

Nach ca. 10-minütigem Aufwärmen werden an einem mittelsteilen bis steilen Anstieg (15 bis 20%) 5 bis 10 Intervalle im Nordic-Walking mit aktivem Stockeinsatz absolviert. Die Intensität liegt bei SBE 5(6). Die Dauer der Intervalle reicht von 2 bis 5 min. Die lohnenden Pausen, in denen langsam bergab gegangen wird, können bis zu 5 min dauern. Aufgrund der höheren Belastung sollte lange abgewärmt werden.

Hinweise

- Siehe Hinweise zum *Basisprogramm (I1)*.
- Ideal ist ein feiner Schotterweg, der beim Bergaufgehen griffig und beim Bergabgehen Gelenk schonender ist als Asphalt.
- Je aktiver der Armeinsatz, desto besser kann die Arm- und Schultermuskulatur gekräftigt werden.
- Je steiler, desto kürzer die Schritte und stärker der Armeinsatz.
- Arme stärker beugen als beim Walking in der Ebene.
- Im Gegensatz zum Training in der Ebene kann ohne Tempoverschärfung eine höhere Beanspruchung erzielt werden → Stärkere Gelenkbelastungen werden vermieden.
- Das Abwärtsgehen in der Pause langsam bestreiten und mit den Stöcken bremsend arbeiten, um die Belastungen für Kniegelenk und Oberschenkelstrecker zu reduzieren → exzentrische Belastungen provozieren in besonderem Maße Muskelkater.

Variationen

- Für Leistungsorientierte auch im Laufen/Springen mit SBE 6 (7).

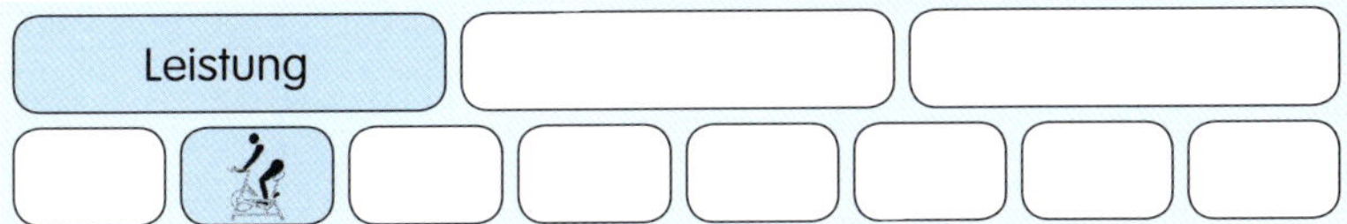

I8 Zwischensprints auf dem Rad

SBE	20' Widerstand erhöhen	5-10' Sprint	aktive Pause
7			
6			
5			
4			
3			
2			
1			

Nach mindestens 10-minütigem Einradeln (Rad/Radergometer) mit SBE „mittel" und einer mittleren Trittfrequenz (70-80 U/min) werden 5 bis 10 Zwischensprints nach folgendem Belastungsschema durchgeführt: Über ca. 20 sek die Größe des Gangs bzw. die Wattzahl so anpassen, dass mit SBE „mittel-schwer" mit 80-90 U/min getreten wird. Dann ca. 5-10 sek mit der größtmöglichen Frequenz sprinten. Anschließend Frequenz und Widerstand wieder herunterfahren und mit niedriger Trittfrequenz mind. 3 min locker dahinradeln, bis SBE „leicht" erreicht ist.

Hinweise

- Primäres Ziel dieses Programms ist eine Verbesserung von Koordination, Schnelligkeit und ein Durchbrechen von Bewegungsstereotypen (feste Trittfrequenz).
- Priorität hat eine hohe Trittfrequenz.
- Nur in frischem und ausgeruhtem Zustand durchführen.
- Es soll während des Trainings zu keiner Ermüdung kommen → lange Pausen. Bei ersten Ermüdungsanzeichen („schwere Beine") keine neue Wiederholung starten.
- Die Herzfrequenz spielt hier keine Rolle.

Variationen

- Aus dem Sattel gehen.
- Auf leicht abschüssiger Straße die Trittfrequenz steigern.

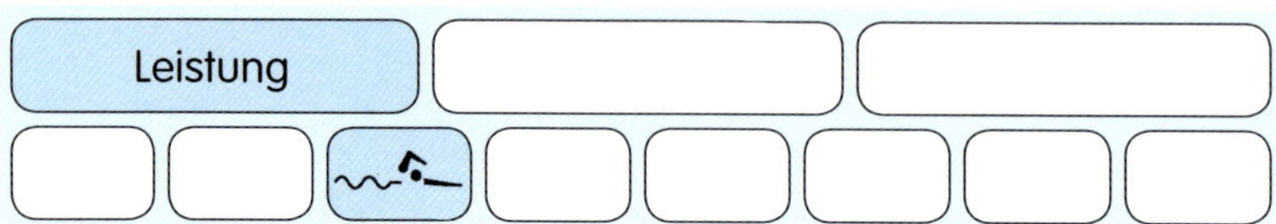

Schwimmsprints

I9

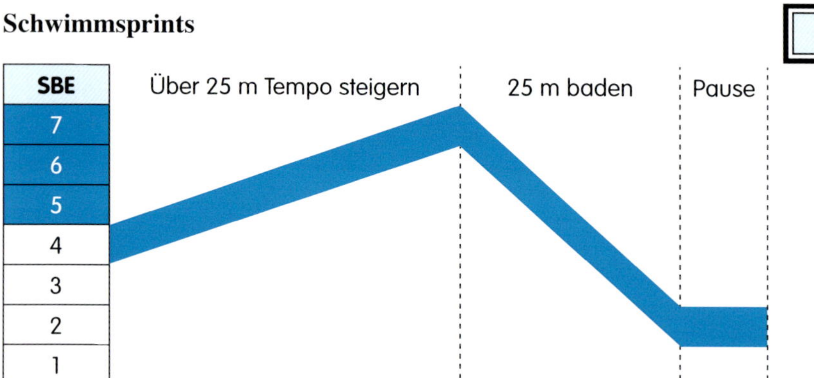

Nach ca. 10-minütigem Einschwimmen werden 3 bis 10 x 25 m mit steigender Geschwindigkeit bzw. Intensität absolviert. Beginnend mit zügigem Tempo (SBE „mittel") legt man sukzessive zu, bis auf den letzten 5 bis 6 Metern Höchstgeschwindigkeit (SBE „sehr schwer") erreicht ist. Zur Erholung wird 1 Bahn „gebadet" und kurz pausiert, bis das SBE wieder auf „leicht" abgesunken ist.

Hinweise

- Primäres Ziel dieses Programms ist eine Verbesserung von Technik, Koordination und Schnelligkeit.
- Im submaximalen und maximalen Bereich auf einen sauberen Schwimmstil achten.
- Nur in frischem und ausgeruhtem Zustand direkt nach dem Einschwimmen durchführen.
- Es soll während des Trainings zu keiner Ermüdung kommen → lange Pausen, bei ersten Ermüdungsanzeichen („dicke Arme") keine neue Wiederholung starten.
- Die Herzfrequenz spielt hier keine Rolle.

Variationen

- Mit Höchsttempo beginnen, nach ca. 10 m die Kraft rausnehmen und Tempo mitnehmen („gleitendes Schwimmen").
- Tempo bis zur Hälfte des Beckens maximieren, dann Kraft rausnehmen und Tempo mitnehmen („gleitendes Schwimmen").
- Die Tempoerhöhung frequenzorientiert oder kraftorientiert (lange Züge) vornehmen → Züge zählen und vergleichen.
- Schwimmarten variieren.

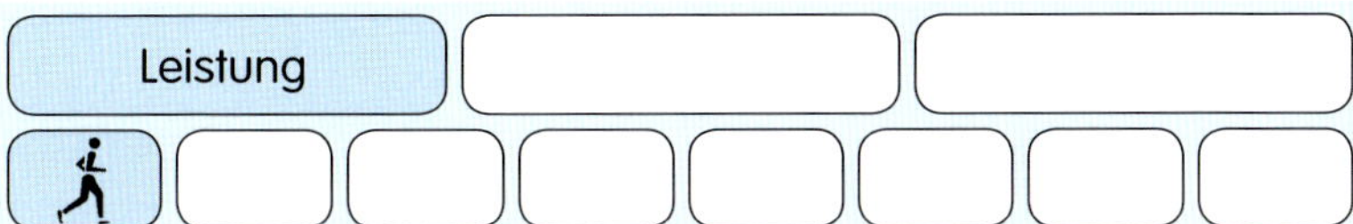

I10 Steigerungsläufe

Nach ca. 10-minütigem Aufwärmen werden 5 bis 10 Steigerungsläufe nach folgendem Belastungsschema absolviert: ca. 10 sek mit SBE 5 (Tempo eines flotten Dauerlaufs) laufen, bis ein flüssiger Rhythmus gefunden worden ist. Danach über ca. 10 sek die Intensität langsam auf maximal steigern (SBE 7) und kurz halten, dann die Höchstgeschwindigkeit ohne zusätzlichen Kraftaufwand noch einige Sekunden mitnehmen („Gang raus") und langsam das Tempo reduzieren. Die Pause gestaltet man abwechslungsreich mit lockerem Traben, Hopserlauf oder Gehen. Der neue Steigerungslauf beginnt, wenn das SBE auf „leicht" abgesunken ist und man sich erholt fühlt. Nach der letzten Wiederholung sollte ca. 10-15 min ausgelaufen werden.

Hinweise

- Primäres Ziel dieses Programms ist eine Verbesserung von Technik, Koordination und Schnelligkeit.
- Im submaximalen und maximalen Bereich auf Ballenlauf und aktivgreifenden Fußaufsatz achten (vgl. Laufen).
- Nur in frischem und ausgeruhtem Zustand durchführen.
- Es soll während des Trainings zu keiner Ermüdung kommen → lange Pausen, bei ersten Ermüdungsanzeichen (schwere Beine) keine neue Wiederholung starten.
- Die Herzfrequenz spielt hier keine Rolle.

Variationen

- Den Steigerungslauf mit leichtem Bergablaufen verbinden.

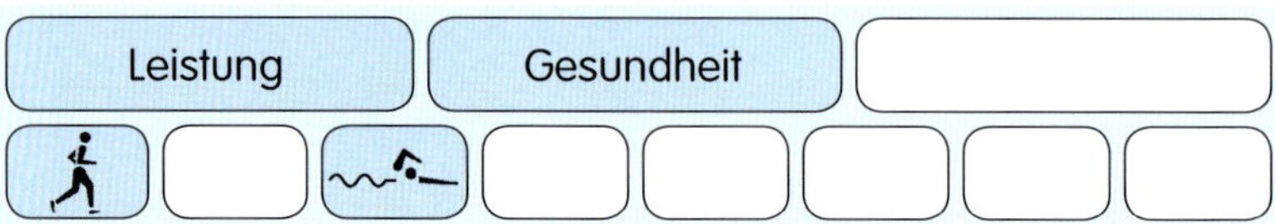

Hausaufgabe

I11

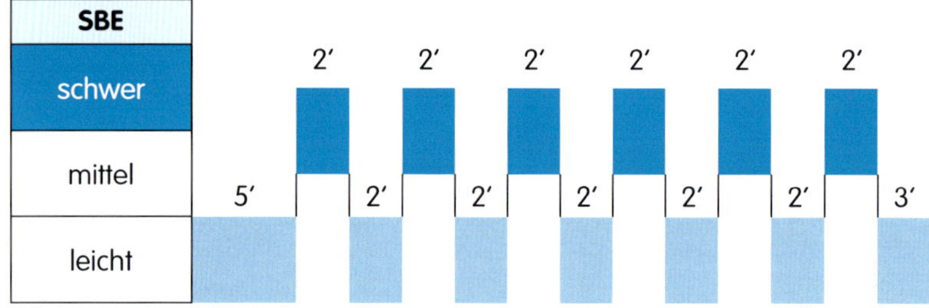

Beginne dein Training mit einem 5-minütigen Aufwärmen. Wähle ein Tempo, das dir *leicht* fällt. Danach läufst/schwimmst du 4 bis 6 schnellere Abschnitte über jeweils 2 Minuten. Dabei sollte die Anstrengung zwischen *mittel* und *schwer* liegen. Dazwischen erholst du dich ca. 2 Minuten lang, bis dir das Bewegen wieder leicht fällt. Beim Lauftraining solltest du in den Pausen gehen, beim Schwimmtraining etwas baden. Du kannst auch länger pausieren, wenn du dich nach 2 Minuten noch nicht erholt fühlst. Nach dem Training läufst/schwimmst du dich noch ca. 3 Minuten aus.

Hinweise

- Voraussetzung: Du kannst problemlos 20 Minuten am Stück laufen oder schwimmen und bist mit der SBE-Skala vertraut.
- Trainiere zusammen mit anderen (Freunde, Geschwister, Eltern).
- Miss direkt *nach* jedem schnellen Abschnitt und *vor* dem nächsten schnellen Abschnitt deinen Puls (10 Sekunden lang messen und diese Zahl mit 6 multiplizieren). Beginne mit dem nächsten schnellen Abschnitt erst, wenn dein Puls zwischen 130 und 140 Schlägen pro Minute liegt.
- Führe ein Trainingstagebuch und notiere Datum, Anzahl der Intervalle, Intervalldauer/-länge, Puls nach jedem Intervall.

Variationen

- Im Schwimmen kannst du 4- bis 6-mal 50 m schnell schwimmen und dazwischen 25 m locker „baden".
- Suche dir im Laufen eine bestimmte Strecke oder Runde, für die du ca. 2 Minuten benötigst und stoppe bei jedem Intervall die Zeit.

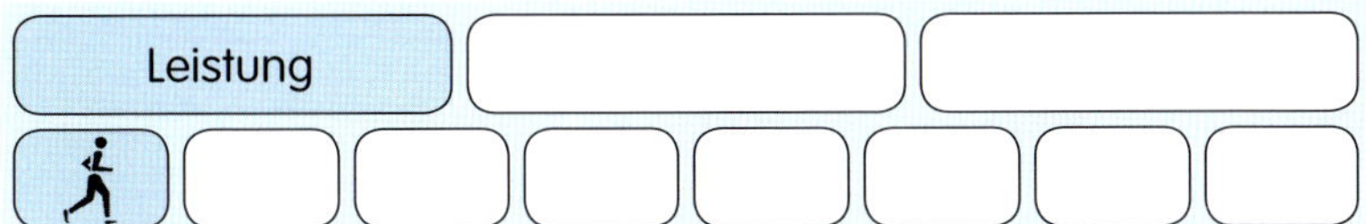

I12 Basketballzirkel

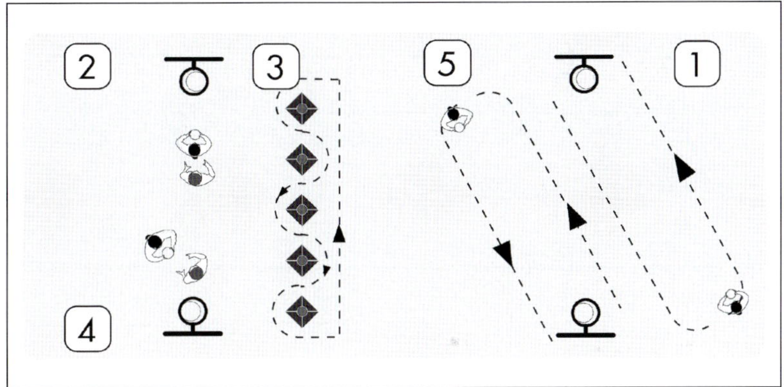

In der Halle oder auf dem Hartplatz (mindestens 4 Körbe) werden 5 Gruppen mit 2 oder 4 Personen gebildet, die einen Zirkel von 5 Stationen ein- bis dreimal durchlaufen:
Station 1: Korbleger rechts; *Station 2:* Freiwürfe mit Ball holen;
Station 3: Slalomdribbling; *Station 4*: 1:1 oder 2:2 auf einen Korb;
Station 5: Korbleger links.
Belastungszeit: 3 min pro Station; Pause: 3 min nach jeder Station (Auswerten der Treffer); 1-2 Serien; Siegerermittlung durch Addition der Körbe und Slalomdurchgänge.

Hinweise

- Ununterbrochenes Bewegen während der Belastungsphasen.

Variationen

- Intensitätsserie: SBE 6-7; möglichst viele Korbversuche, Trefferquote berechnen!
- Qualitätsserie: SBE 4; möglichst wenige Fehlversuche; Trefferquote berechnen!
- Bei größeren Gruppen pausiert und protokolliert eine Hälfte.

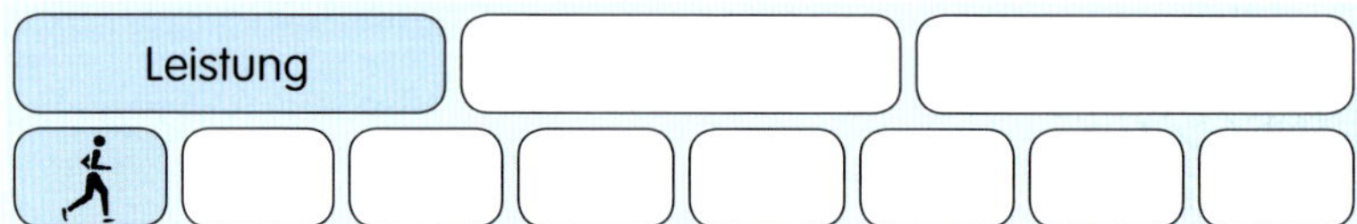

Biathlon

I13

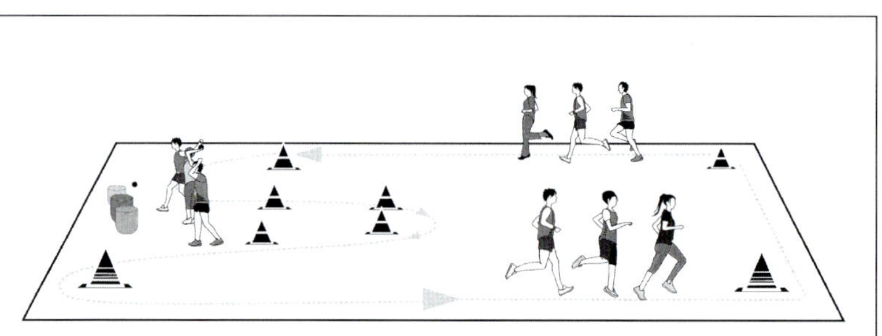

Einzeln oder in kleinen Gruppen (< 5 Teilnehmer) werden auf einem Sportplatz Runden gelaufen, die von „Schießeinlagen“ (z. B. Tennis-/ Schlagbälle in Eimer/Bananenkartons werfen) unterbrochen werden. Bei Mannschaften wirft jeweils ein Schüler pro Runde. Pro Fehlwurf läuft die Gruppe anschließend eine kleine Strafrunde. Das jeweilige Team muss die Runden gemeinsam laufen, es darf erst mit dem Schießen begonnen werden, wenn alle am Schießstand eingetroffen sind.

Hinweise

- Vor dem „Wettkampf“ zwei Trainingsrunden mit SBE „mittel“ einlaufen.
- Schwächere Schüler/Gruppen früher starten lassen (z. B. nach Cooper-Test-Ergebnis) → Zeitgutschriften bzw. Handicap-Start.
- Rundenzahl so bemessen, dass in Abhängigkeit der Rundenlänge eine Gesamtlaufdauer von mindestens 20 Minuten erreicht wird.
- Runde möglichst lange gestalten (ca. 400 m), um das Lauftempo geringer zu halten.

Variationen

- Statt Strafrunden so lange werfen, bis alle Bälle im Ziel sind.
- Einsatz eines „Jokers“ pro Gruppe, d.h. ein leistungsschwächerer Schule muss die Strafrunden nicht mitlaufen und darf nach dem „Schießen“ direkt wieder in die neue große Runde einbiegen.
- Handicap: Nach dem ersten Wettkampfdurchgang erhalten die Mannschaften je nach Zieleinlauf ein Handicap, indem ihr Ziel weiter weggestellt wird.

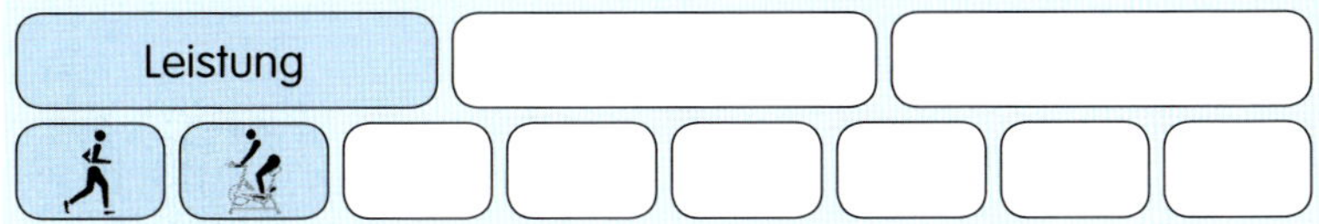

I14 Partnerduathlon

SBE	% HFmax
7	95-100
6	90-95
5	85-90
4	70-85
3	60-70
2	50-60
1	

10′ 4′ 4′ 4′ 4′ 4′ 4′ 4′ 4′ 4′ 5′

Zwei Trainingspartner sind zusammen mit *einem* Rad unterwegs und wechseln wiederholt zwischen Laufen und Radfahren. Dazu werden die Belastungsintervalle im Laufen mit SBE 5 (6) und die aktiven Pausen auf dem Rad mit SBE 2 durchgeführt.

Hinweise

- Das Programm bietet sich besonders an, wenn zwei Personen mit unterschiedlicher Leistungsfähigkeit zusammen trainieren wollen.
- Jeder kann das Tempo in der Belastungsphase individuell bestimmen.
- Es sollte eine flache Strecke gewählt werden, damit die Radphase auch wirklich zur Erholung genutzt werden kann.
- Bei einem Rad mit Geschwindigkeitsanzeige kann sogar die Laufgeschwindigkeit während der Intervalle gemessen werden.
- Lauf- und Radzeiten sollten in etwa gleich lang sein und 5 min nicht überschreiten, da sonst die Pause unverhältnismäßig lang wird.

Variationen

- Temposchulung: Durch den Radfahrer wird über den Tacho ein konstantes Tempo vorgegeben, das z. B. als Ziel für einen Halbmarathon angestrebt wird.

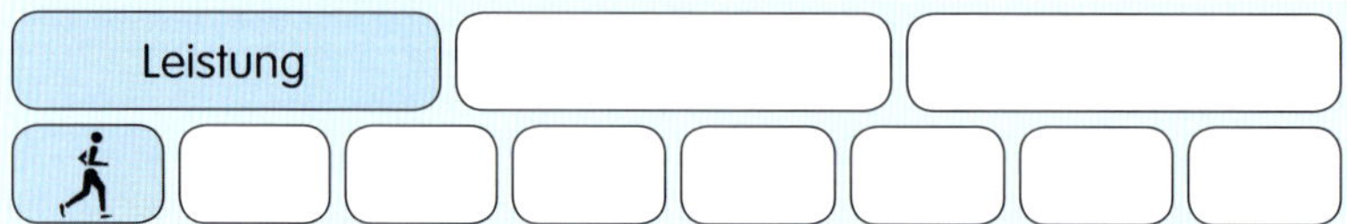

Intervalltraben mit Pausenspielen

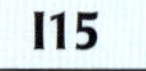

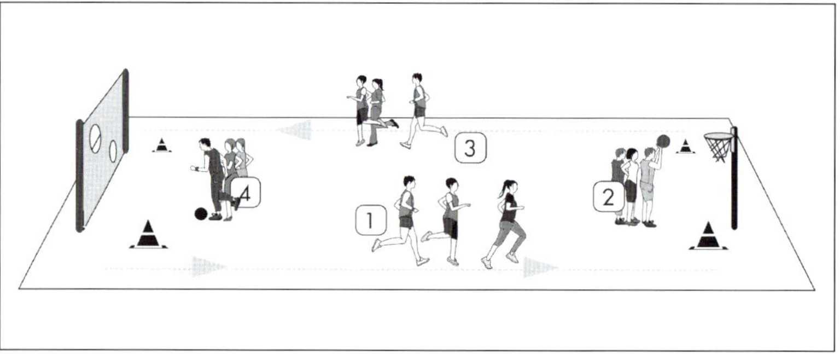

In kleinen homogenen Gruppen mit bis zu 5 Kindern werden auf dem Sportplatz (oder in der Halle) ca. 5-minütige Runden gelaufen, die von Wettspielen unterbrochen werden. Nach jeder Laufeinheit werfen die Teams 3 min lang nacheinander auf einen Basketballkorb oder schießen auf eine Torwand. Dabei steht jedem Team nur ein Ball zu Verfügung. Es darf erst mit dem Werfen begonnen werden, wenn alle am Korb eingetroffen sind. Das Tempo spielt keine Rolle, die Schüler sollen mit SBE „mittel" laufen. Sieger ist die Mannschaft, die nach vier Runden bzw. 3 Wurfeinlagen die meisten Treffer erzielt hat.

Hinweise

- Rundenzahl so bemessen, dass in Abhängigkeit der Rundenlänge eine Gesamtlaufdauer von mindestens 20 Minuten erreicht wird.
- Runde möglichst lange gestalten (mind. 400 m), um das Lauftempo geringer zu halten.

Variationen

- Es darf erst nach einer bestimmten Trefferzahl (z. B. 10 Treffer) weitergelaufen werden. Sieger ist die Mannschaft mit der schnellsten Gesamtzeit.

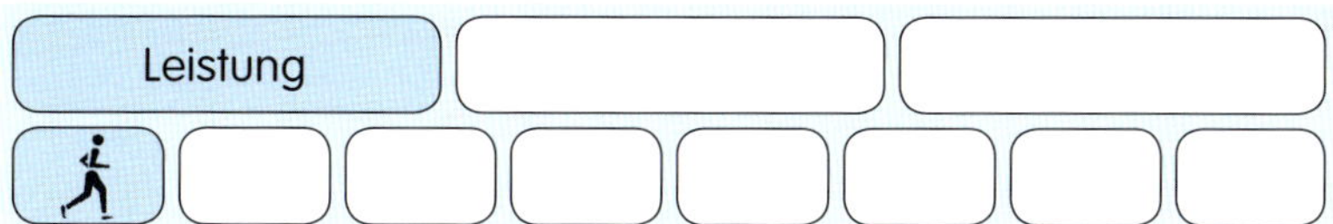

I16 Vierecksintervalle

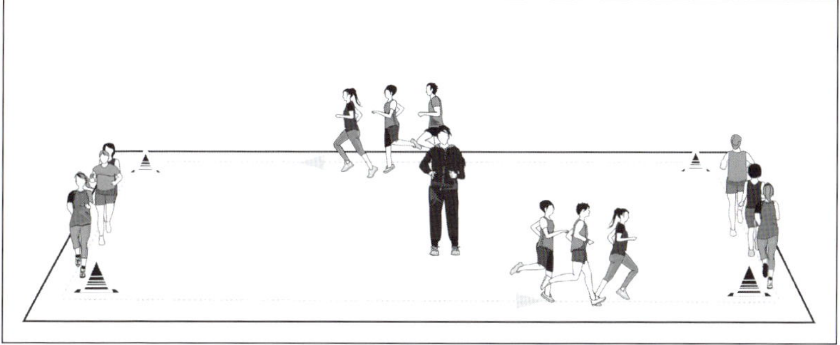

Auf einem gleichseitigen Viereck mit 50 m Seitenlänge (auf 400 m-Bahn alle 100 m) werden 4 Gruppen an den Ecken verteilt. Der Trainer gibt jeweils für 1 bis 5 Runden (200-1000m-Intervalle) mit der Pfeife das Tempo vor. Die Gruppen müssen beim Pfiff am nächsten Markierungshütchen sein, bei zu frühem Eintreffen wird auf der Stelle getrabt. Zur Differenzierung von stark heterogenen Gruppen können noch zwei weitere Vierecke mit 45 und 40 m Seitenlänge angelegt werden.

Hinweise

- Trainierende lernen, ein konstantes Tempo zu entwickeln.
- Nach jedem Intervall Puls messen und SBE angeben.
- Pausen aktiv gestalten, z. B. eine Runde ruhiges Gehen; danach Puls messen.
- Durch das Abbremsen vor den Ecken geht Zeit verloren.

Variationen

- GuF-Variante: jeder wählt bei der Tempovorgabe das Viereck, auf dem er noch mit SBE „mittel" laufen kann.
- Ein oder zwei Bälle müssen mit dem Fuß mittransportiert werden.
- Zur Motivation bieten sich variierende Tempi an (z. B. 1000 m in 6 min 30 sek → 19,5 sek/Seite; 6 min → 18 sek; 5 min 30 sek → 16,5 sek; 5 min → 15 sek; 4 min 30 sek → 13,5 sek; 4 min → 12 sek).
- Laufen im Marathon-Weltrekord-Tempo: 2 h 5 min → 8,9 sek.

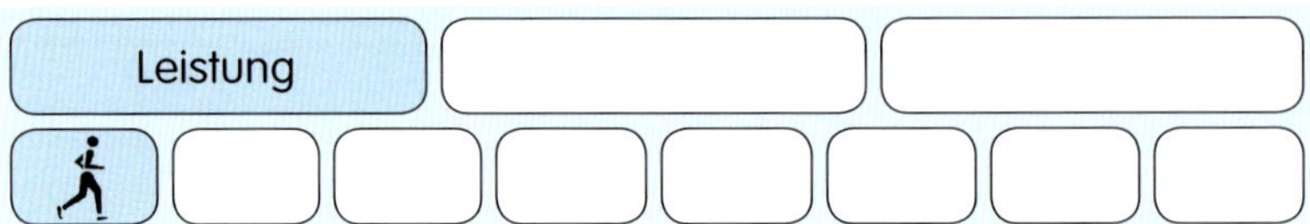

Boxenstopp

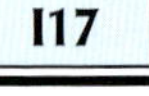

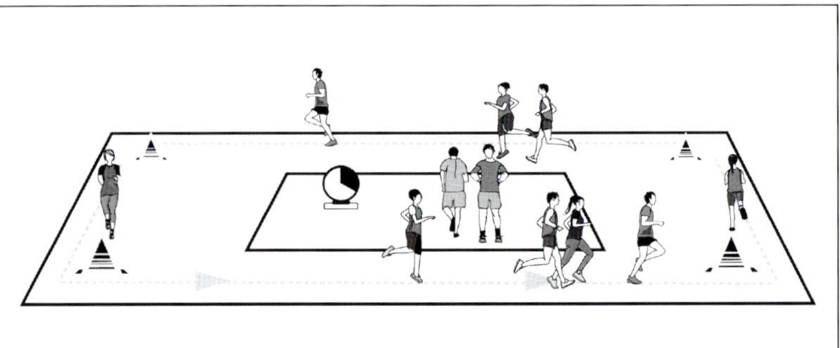

Die Trainierenden bekommen die Aufgabe, auf einem gleichseitigen Viereck mit 50 m Seitenlänge eine bestimmte Rundenzahl zu laufen und mehrere „Boxenstopps" (lohnende Pausen) einzulegen. Für jeden Einzelnen wird die Gesamtzeit inklusive der Pausen festgehalten. Je nach Gesamtrundenzahl bzw. Anzahl der Pausen kann das Training eher extensiv oder intensiv ausgerichtet werden.
Beispiele: 20 Runden mit 3 Boxenstopps à 2 min (extensiv); 10 Runden mit 9 Boxenstopps à 1 min (intensiv)

Hinweise

- SBE „schwer" sollte nicht überschritten werden.
- Aufwärmrunden vorschalten; auf diese Weise wird auch ein zu schnelles Anlaufen verhindert.
- Im „Boxenbereich" steht eine große Uhr mit Sekundenzeiger (z. B. Spieluhr), anhand derer die Trainierenden ihre Einlaufzeit ablesen und so ihre Ablaufzeit selbst bestimmen können.
- Beim Laufen mit Pulsuhren: es darf erst wieder losgelaufen werden, wenn der Puls unter 130 S/min sinkt.
- Pausen aktiv gestalten (ruhig gehen, nicht sitzen).

Variationen

- Ein Ball muss mit dem Fuß mittransportiert werden.
- Die Boxenstopps können von jedem beliebig verteilt werden.
- Differenzierung durch drei unterschiedlich große Vierecke: die Schwächsten laufen ganz innen (Einteilung nach Cooper-Test).

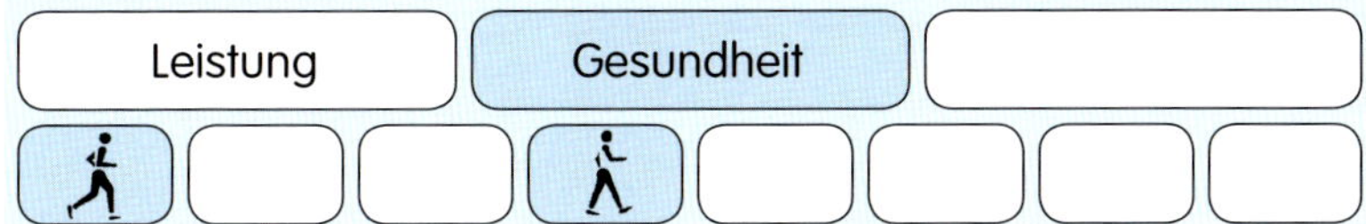

I18 Zeitschätzläufe

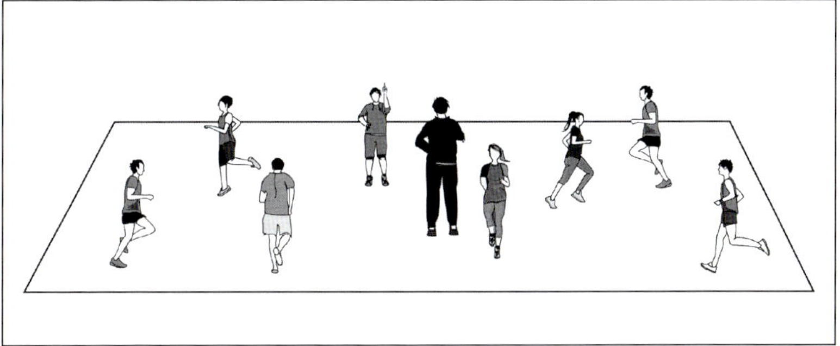

Die Trainierenden bekommen die Aufgabe, 2 min mit SBE „mittel" frei durcheinander zu laufen, wobei ohne Uhr trainiert wird und die Zeit geschätzt werden muss. Wer glaubt, die Zeit sei um, bleibt stehen und hebt den Arm. Sieger ist, wer der Zeitvorgabe am nächsten kommt. Nach einer kurzen Pause (ca. 1 min) folgt das nächste Intervall.

Hinweise

- Es sollte eine Gesamttrainingszeit von 20 min erreicht werden.
- Das Tempo ist nicht entscheidend → zu hohe Intensität wird vermieden.
- In den Pausen Puls messen.
- Die Kinder/Jugendlichen konzentrieren sich auf die Zeit und zählen teilweise sogar die Sekunden, was vom Laufen ablenkt und das Tempo niedriger hält.

Variationen

- In Verbindung mit Bällen: mit SBE „mittel" frei über den Platz dribbeln.
- Partnerweise laufen (auch mit Ball möglich).
- Leistungsschwächere können auch Walken.
- Die Intervalldauer von Durchgang zu Durchgang steigern.

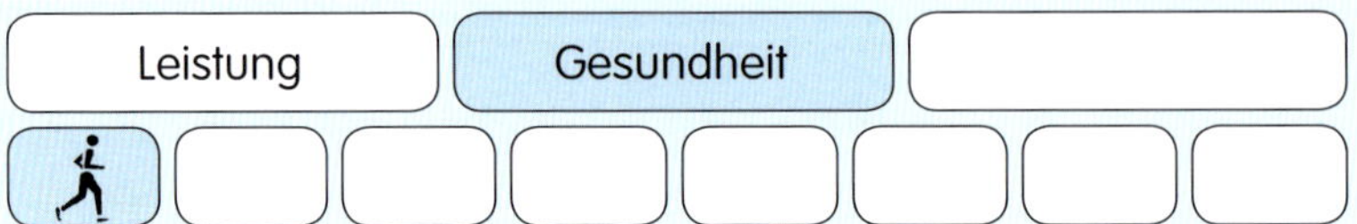

Pulsschätzläufe

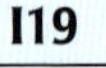

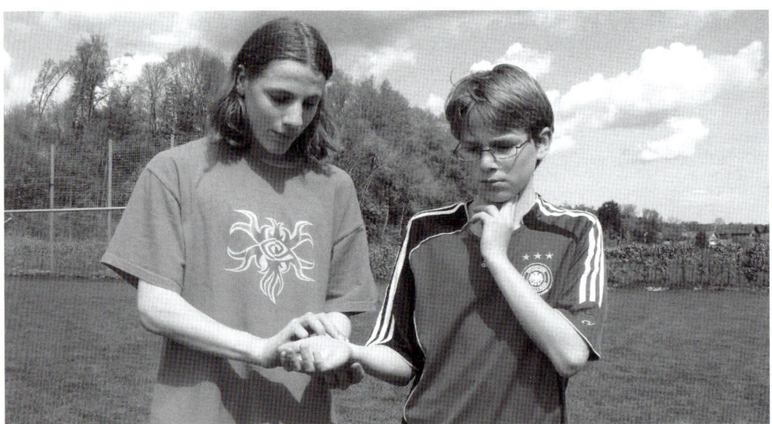

Zunächst laufen alle Trainierenden ca. 5 min mit SBE „mittel" frei über den Platz. Nach Ablauf der Zeit messen die Schüler ihren Puls und merken sich ihren Wert. Danach werden Paare mit vergleichbarer Ausdauerleistungsfähigkeit gebildet. Nun muss jeweils einer der beiden Schüler über 5 min ein Tempo vorgeben, mit dem er seinen Puls der Einlaufphase möglichst genau trifft. Auf das Signal des Trainers misst er seinen eigenen Puls am Hals, der Partner kontrolliert am Handgelenk. Im Anschluss muss der andere Schüler den Pulsschätzlauf durchführen. Sieger ist, wer die geringste Abweichung aufweist.

Hinweise

- Der Lehrer gibt die Zeiten für das Laufen und Messen vor.
- Die letzte Minute ansagen, damit die Schüler sich in Richtung Lehrer bewegen können und zügig mit dem Messen begonnen werden kann.
- Die Schüler lernen, ein gleichmäßiges ruhiges Tempo zu entwickeln und die subjektive (SBE) und objektive Beanspruchung (HF) in Beziehung zu bringen.
- Die Technik des Pulsmessens wird auf spielerische Weise geübt!

Variationen

- Der Lehrer gibt nach der Einlaufphase eine Pulszahl vor, die erreicht werden muss (z. B. 160 S/min)!

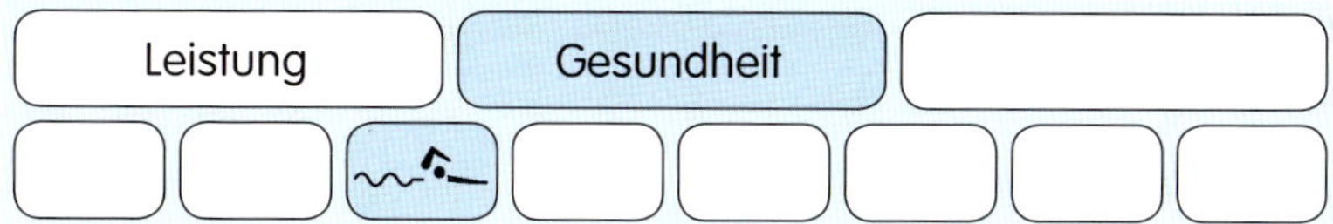

I20 Präzisionsschwimmen

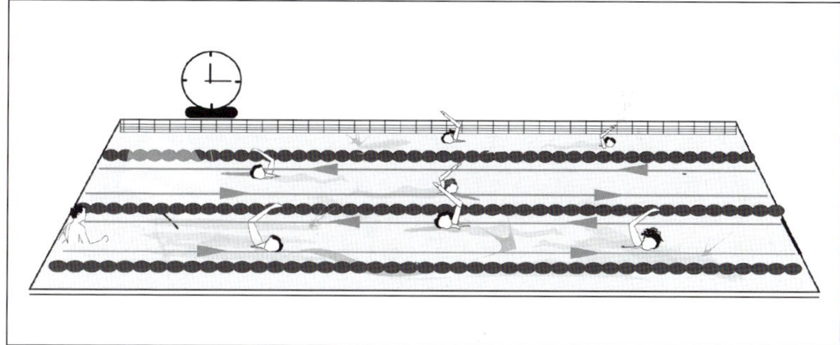

Nach der Aufwärmphase schwimmt jeder Schüler 50 m mit SBE „mittel" und merkt sich die dafür benötigte Zeit. Diese kann er über eine Schwimmuhr selbst ermitteln. Danach werden je nach Leistungsstand 5 bis 10 Wiederholungen über 50 m geschwommen. Ziel ist es, die Eingangszeit bei jedem Intervall möglichst genau zu treffen. Die jeweiligen Abweichungen nach oben und unten werden addiert. Sieger ist, wer die geringste Gesamtabweichung aufweist. Die Pausen bewegen sich zwischen 30 sek und 1 min.

Hinweise

- Nicht die schnellste Zeit zählt, sondern die Tempopräzision.
- Bei der Richtzeitermittlung nur ein mittleres SBE vorgeben, damit die Tempovorgabe für die Intervalle nicht zu hoch gesetzt wird.
- Den Schwimmern sollten in Abhängigkeit der Schwimmzeiten feste Abgangszeiten vorgegeben werden, so dass die Zeitnahme leicht fällt. *Beispiel: bei einer Schwimmzeit von 50 sek wird jeweils nach 1 min 30 sek das nächste Intervall gestartet.*

Variationen

- Der Trainer gibt ausgehend von der Richtzeit spezielle Vorgaben für die Intervalle: z. B. „2 sek schneller oder langsamer!" oder „die Richtzeit von Intervall zu Intervall um 1 sek steigern!"

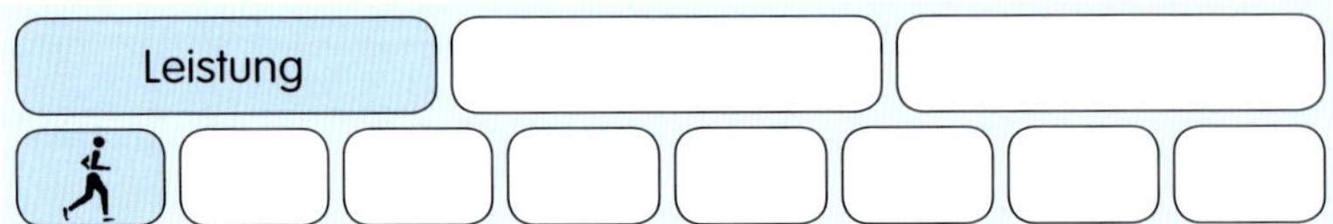

Rundenstaffel

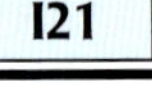

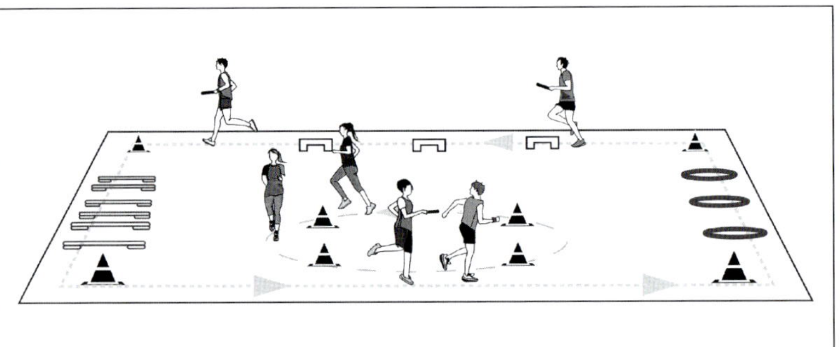

Es werden Teams mit 2 bis 3 Schülern gebildet, die abwechselnd ohne Pause schnelle Belastungsrunden (SBE „schwer“) und ruhige Erholungsrunden (SBE „leicht“) laufen bzw. gehen. Der Partnerwechsel erfolgt durch Abschlagen oder über einen Staffelstab. Vor dem Start sollte ein mind. 5-minütiges Einlaufen mit SBE „mittel“ erfolgen.

Hinweise

- Die Belastungsrunde sollte ca. doppelt so lang sein wie die Erholungsrunde, damit die Erholungsrunde auch im Walken bestritten werden kann (mind. 1 min Belastungsdauer).
- Die Erholungsrunde soll lediglich eine aktive Pause darstellen und zudem verhindern, dass die Belastungsrunden zu schnell gelaufen werden.
- Nach der Erholungsrunde warten die Schüler in einem Wechselraum auf den ankommenden Partner.

Variationen

- Die Belastungsrunden sind mit Hindernissen bestückt (vgl. *Hindernislauf D18*).
- Während der Belastungsrunden muss mit dem Fuß ein Ball mitgeführt werden, der dann übergeben wird.
- Für eine bestimmte Rundenzahl (z. B. 15 Belastungsrunden) wird die Gesamtzeit des Teams gestoppt und das Ergebnis nach einer mehrwöchigen Trainingsphase verglichen.

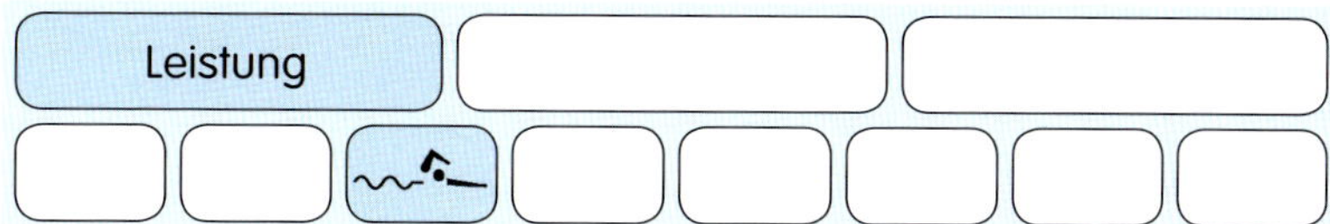

122 Abwechslungsreiche Schwimmstaffeln

Nach dem Einschwimmen nach Zeitvorgabe (5-10 min) mit SBE „mittel" werden Teams mit 2 oder 3 Schwimmern gebildet, die im Wechsel jeweils zwei Querbahnen (in der Zweiergruppe) oder eine Querbahn (in der Dreiergruppe) schwimmen (die Seite mit 2 Schwimmern beginnt). Bei Berühren der Wand startet der nächste Schwimmer. Es werden abwechslungsreiche Aufgaben gestellt.

Hinweise

- Während der Pausen mit dem ganzen Körper im Wasser bleiben.
- Kurze Pausen, damit das Schwimmtempo geringer bleibt.
- Beim Rückenschwimmen muss der Pausierende beim Anschlag den Kopf des Partners sichern.

Variationen

- Verschiedene Lagen.
- Arme und Beine getrennt.
- Variationen mit Flossen, Pull Buoys, Brettern, Nudeln.
- Kombinationsformen: z. B. Kraul-Beine mit Brust-Arme und umgekehrt; Rücken-Gleichschlag mit Brust-Beine.
- Unterschiedliche Atmung (z. B. 2er-, 3er-, 4er-Zug im Kraul).
- Brett mit einer Hand/zwei Händen aus dem Wasser halten.
- Auf dem Brett sitzend/kniend.
- Schwimmen mit Faust; Schwimmen mit gespreizten Fingern.
- Schwimmen mit einem Arm.
- Kraul mit Daumen durch die Achsel in der Überwasserphase.
- Fingerspitzen streifen bei der Überwasserphase Kraul die Wasseroberfläche.
- Wasserballkraul (Kopf bleibt draußen) mit/ohne Ball.
- Brust mit 2 Beinschlägen auf einen Armzug.
- Drehungen um die Längsachse (Wechsel zwischen Kraul und Rücken).
- Bälle, Bretter, Schwimmnudeln transportieren und übergeben.

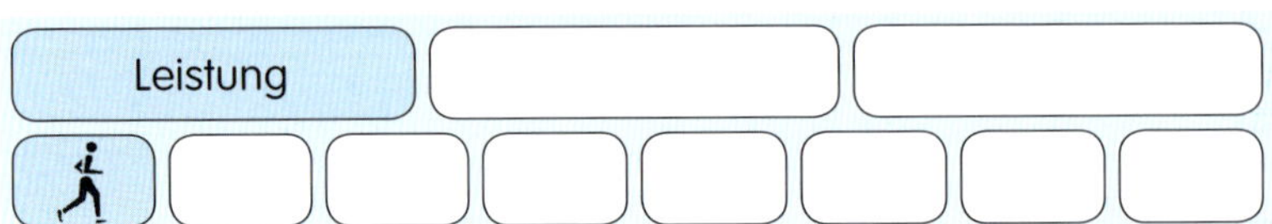

Pendelstaffel mit Auslaufzone

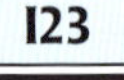

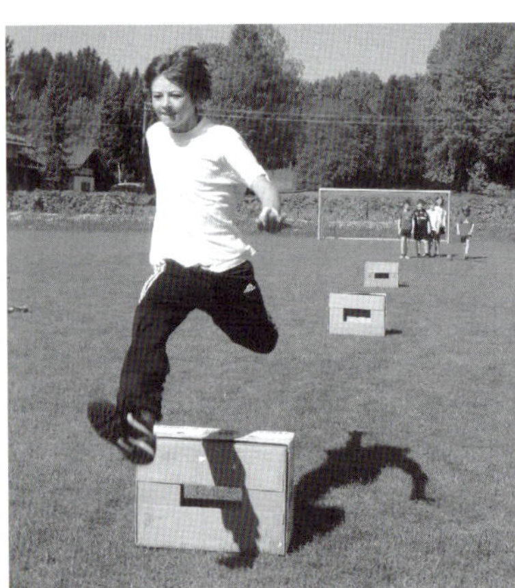

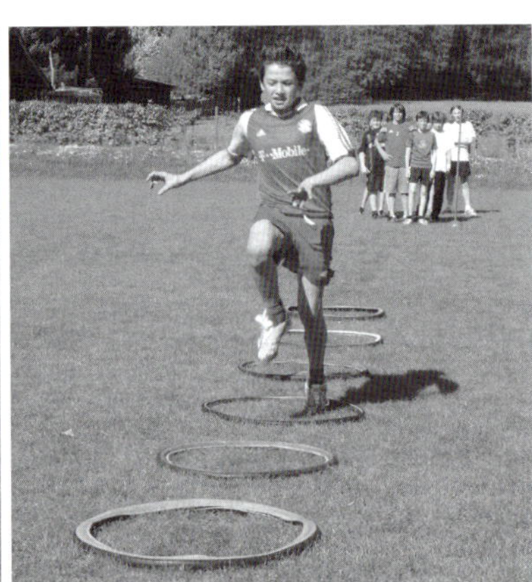

Es werden Teams mit 4 bis 8 Kindern gebildet, die in Form einer Pendelstaffel verschiedene Hindernisparcours von ca. 25-30 m Länge überlaufen. Nach dem Abklatschen müssen noch 15-20 m um ein Markierungshütchen herum locker weiter gelaufen werden. Erst dann darf man den nächsten Lauf antreten. Die Auslaufzone provoziert eine aktive Pause und verkürzt die Wartezeit. Die Hindernisreihen können aus Bananenkartons oder Fahrradreifen bestehen (vgl. Abb. 19, S. 129). Vor den Staffeln erfolgt ein ca. 5-minütiges Einlaufen mit SBE „mittel" über die Hindernisse.

Hinweise

Bananenkartons im Abstand von 6 bis 7 m (flach oder aufgestellt):
- Flaches Überlaufen mit 3-4 Schritten zwischen den Kartons (1)
- Slalom durch die Kartons (2)
- Umdribbeln der Kartons mit Bällen (3)

Variationen

Fahrradreifen, in die mit dem Fuß hineingetreten werden muss:
- Regelmäßige Abstände in einer Linie (4)
- Unregelmäßige Abstände in einer Linie (5)
- Regelmäßig seitlich versetzt (6)
- Unregelmäßig und seitlich versetzt (7)
- Veränderung der Abstände (8)
- Kombination von Reifen und Bananenkartons (9)

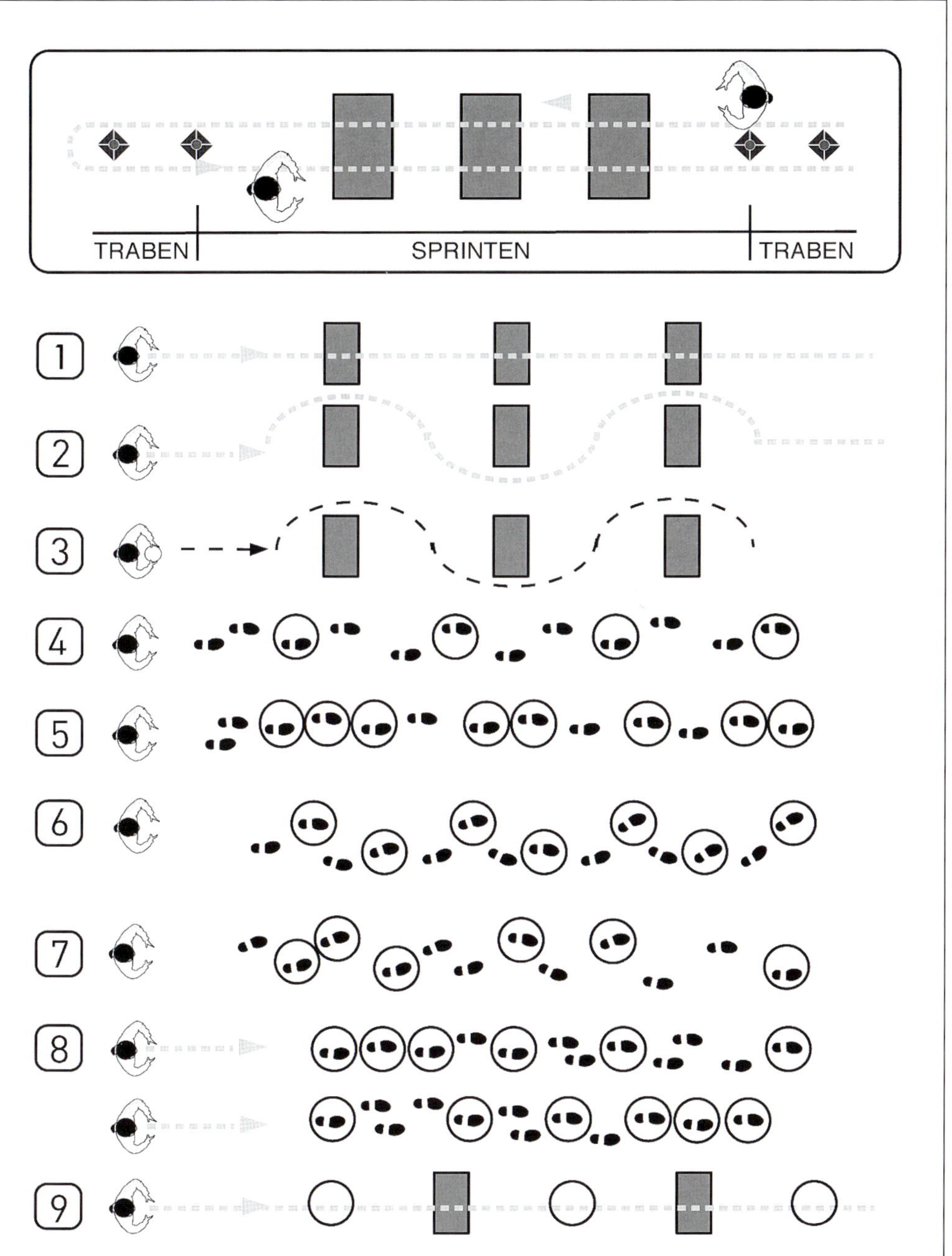

Abb. 19: Variationen von Pendelstaffeln.

Kapitel

6

Neue Reize durch Variation: Wechselmethode

Einführung

Individualprogramme

Spielformen und Variationen

Einführung

Die Wechselmethode (WM) ist eine Variante der Dauermethode und ist gekennzeichnet durch:
- eine gewisse Mindestbelastungsdauer **ohne** Pause,
- wiederholte Wechsel der Intensität.

Die WM ist zum einen geeignet, Abwechslung ins Training zu bringen und neue Reize zu setzen, zum anderen stellt sie eine effektive Möglichkeit dar, Einsteiger an reizwirksame Dauerbelastungen heranzuführen. Die Trainingswirkungen sind mit denen der DM vergleichbar, zusätzlich wird man durch die WM befähigt, sich nach intensiveren Abschnitten schneller zu erholen. Dies hilft zum Beispiel bei einer Radtour oder einem Lauf in bergigem Terrain. Zusätzlich lernt man, aus einem festgefahrenen Bewegungsrhythmus (Bewegungsstereotyp) auszubrechen und es verbessern sich Technik und Flexibilität. Im Laufen und Walken kann dies in der Schrittfrequenz und Schrittlänge zum Ausdruck kommen, beim Radfahren in der Trittfrequenz und dem Widerstand, beim Schwimmen in Zugfrequenz und -stärke. Für Kinder und auch Jugendliche stellt die WM eine ideale Methode dar, weil Intensitätswechsel, verbunden mit unterschiedlichen Aufgabenstellungen, Spaß und Abwechslung bringen und von der Dauerbelastung ablenken.

Bewegungsstereotyp durchbrechen

Belastungsgestaltung

Die WM hat auf den ersten Blick große Ähnlichkeit mit der Intervallmethode. Der wesentliche Unterschied ist jedoch, dass die WM eine ununterbrochene Belastung mit Intensitätswechseln darstellt. Deshalb muss die WM auch als eine Variation der Dauermethode angesehen werden. Die WM sieht einen wiederholten Wechsel zwischen extensiven Phasen im Bereich der aeroben Schwelle und intensiven Phasen im Bereich der anaeroben Schwelle vor. Dies entspricht einer Bandbreite von ca. 50-90% der maximalen Sauerstoffaufnahme. Die *Intensität* bewegt sich somit in einem „SBE-Tunnel" zwischen „leicht-mittel" und „schwer" oder zwischen 60% und 90% der maximalen Herzfrequenz. Die *Dauer* und die *Wiederholungszahl* der schnelleren und langsameren Belastungsabschnitte lassen sich völlig beliebig gestalten und sind vom Trainingszustand und dem individuellen Trainingsziel abhängig. Einsteiger können mit der WM langsam und behutsam an eine trainingswirksame Intensität und Dauer herangeführt werden, indem sich Abschnitte im Bereich der Zielintensität (SBE „mittel") mit Erholungsphasen (SBE „leicht") abwechseln, um eine Überforderung

Training im SBE-Tunnel

zu vermeiden. Dies kann im Laufen auch in Verbindung mit Walken geschehen, im Schwimmen kann zwischen Kraul- und Brustlage gewechselt werden.

Wechselmethode (WM) Ununterbrochene Belastung mit wechselnder Intensität		
Einsteiger	**Intensität**	**Fortgeschrittene**
mittel .... mittel-schwer 70% 85%	**Int. Phase** SBE % HFmax	mittel-schwer ....schwer 80% 95%
leicht.................leicht-mittel 50% 70%	**Ext. Phase** SBE % HFmax	leicht-mittel ....mittel 65% 80%
20 min..................... 30 min	**Dauer (Gesamt)**	30 min..................... 60 min
3 10	**Wieder-holungszahl**	5 10
1 min.......................... 5 min 3 min....... Gehen........1 min	**Dauer (pro Wdh.)** int. Phase ext. Phase	5 min.......................... 1 min 5 min......................... 2 min
2-mal.........................3-mal	**Häufigkeit/ Woche**	1-mal 2-mal
⇩ Heranführen an Dauerbelastung Gesundheit	**Primäre Ziele**	⇩ Leistung
Vegetative Umstellung Ökonomisierung von Herz-Kreislaufsystem und Stoffwechsel Periphere Durchblutung	**Primäre Wirkungen**	Vergrößerung der VO_2max Anheben der anaeroben Schwelle Technik und Koordination Säurekompensation

Abb. 20: Belastungsnormative, Ziele und Wirkungen der WM

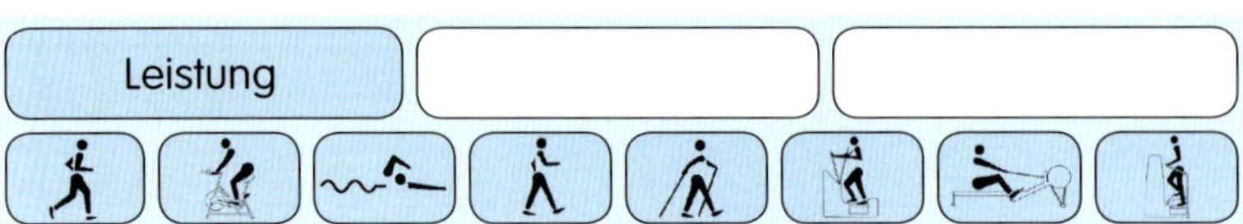

Basisprogramm

W1

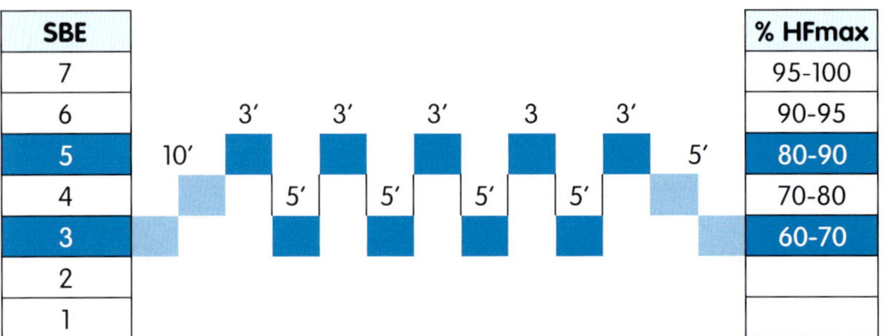

Nach ca. 10-minütigem Aufwärmen wird die Intensität ohne Pausen mehrmals zwischen SBE 3 und SBE 5 gewechselt. Die ruhigen Abschnitte sollten so lange dauern, bis sich das SBE und die Herzfrequenz wieder im entsprechenden Bereich eingependelt haben. Danach wärmt man sich kurt ab.

Hinweise

- Gesundheitsorientierte Fitnesssportler sollten zwischen SBE 3 und SBE 5 wechseln, um anaerobe Anteile gering zu halten.
- Leistungsorientierte Sportler können zwischen SBE 4 und 6 wechseln.
- Mit zunehmender Dauer wird sich der Puls während der extensiven Abschnitte nur noch gering reduzieren, entscheidend ist aber das Subjektive Belastungsempfinden.

Variationen

- Unregelmäßiger Wechsel nach Belieben und Empfinden.
- Mit den Intensitätswechseln auch die Frequenz verändern.
- An das Gelände angepasster Wechsel beim Radfahren: z. B. intensiv bergauf, in der Ebene und bergab extensiv.
- An das Gelände angepasster Wechsel beim Laufen: z. B. intensiv bergab, in der Ebene und bergauf extensiv.
- An das Gelände angepasster Wechsel beim Nordic-Walking: z. B. intensiv bergauf, in der Ebene und bergab extensiv.
- Längere (4 bis 6 min) oder kürzere Abschnitte (2 bis 3 min) im Wechsel.
- Pyramidenartige Wechsel (vgl. *Pyramidenprogramm I3)*: z. B. 3 min/3 min – 4 min/4 min – 5 min/5 min – 4 min/4 min – 3 min/3 min.

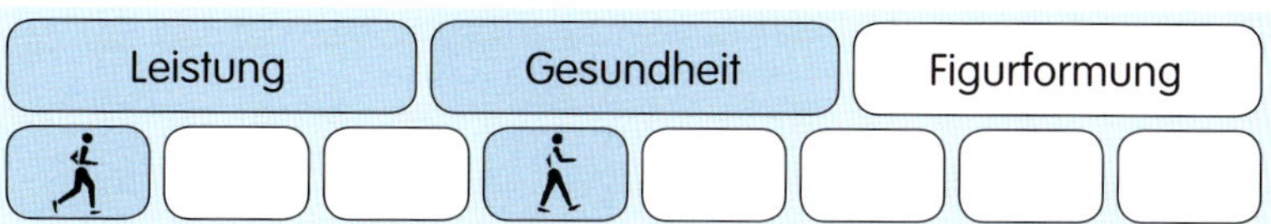

W2

Einsteigerprogramm Laufen

SBE														% HFmax
7														95-100
6														90-95
5		1′		1′		1′		1′		1′		1′		85-90
4	2′	L	2′	L	2′	L	2′	L	2′	L	2′	L	2′	70-85
3	W		W		W		W		W		W		W	60-70
2														
1														

Man wechselt ohne Pause zwischen 2-minütigen Walking-Abschnitten mit „leicht-mittel" und 1-minütigen Laufabschnitten mit „mittel", bis eine Mindestbelastungsdauer von 20 min erreicht ist. Das Training sollte mit Walking begonnen werden.

Hinweise

- Zielgruppe: Einsteiger, die noch nicht in der Lage sind, eine 20-minütige Laufbelastung am Stück mit „mittel" durchzuhalten.
- Mit zunehmendem Fitnesslevel wird das Verhältnis immer mehr zu Gunsten des Laufens verschoben: 2 min L : 2 min W → 2 min L : 1 min W → 3 min L : 1 min W → 5 min L : 1 min W →…

Variationen

- Unregelmäßiger Wechsel nach Belastungsempfinden: man wechselt immer dann vom Laufen ins Walken, wenn das Anstrengungsempfinden über „mittel" steigt und beginnt wieder mit dem Laufen, wenn das Anstrengungsempfinden unter „leicht-mittel" sinkt.

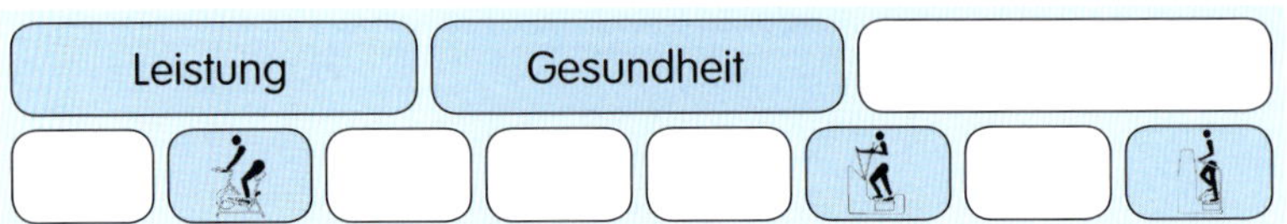

Schonendes Einsteigerprogramm

W3

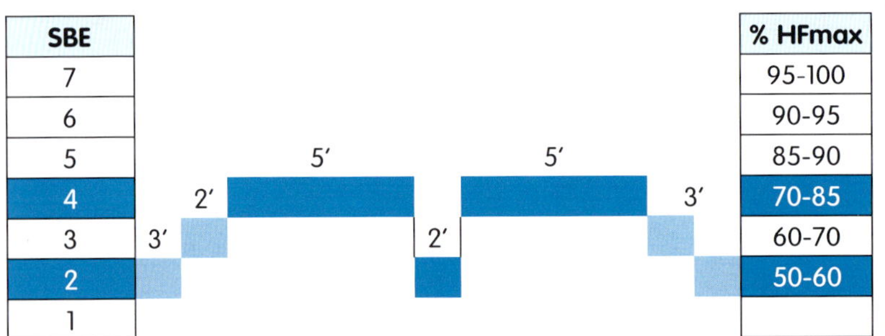

Es wird auf dem Radergometer nach folgendem Belastungsschema trainiert: 3 min SBE „leicht“ zum Erwärmen – über 2 min an SBE „mittel“ herantasten – 5 min SBE „mittel“ – 2 min SBE „leicht“ – 5 min SBE „mittel“ – 3 min mit SBE „leicht“ ausradeln. 20 min Gesamtdauer sollte auf dem Rad auch für Einsteiger möglich sein.

Hinweise

- Zielgruppe: Trainingseinsteiger mit Übergewicht.
- Während der Zwischenphase „leicht“ sollte die Herzfrequenz langsam wieder absinken. Ist dies nicht der Fall, spricht das für eine zu hohe Intensität.
- Die Abschnitte „leicht“ mit niedriger Frequenz zwischen 60 und 70 U/min treten; die Abschnitte mit „mittel“ zwischen 70 und 80 U/min.
- Sollte das SBE bei der eingeschlagenen Wattzahl nicht gehalten werden können, wird die Wattzahl nach unten korrigiert.

Variationen

- Variante 1: Mit zunehmendem Fitnesslevel und Training wird ein dritter und später ein vierter 5 min-Block mit SBE „mittel“ angehängt. In der extensiven Phase muss aber immer noch ein Absinken des Pulses gegeben sein.
- Variante 2: Zwei 10-minütige Blöcke mit SBE „mittel“ und 5 min „leicht“ als Zwischenphase.
- Das schonende Hinführen an 20 min SBE „mittel“ kann nach dem oben beschriebenen Schema natürlich auch an allen anderen Cardio-Geräten durchgeführt werden.

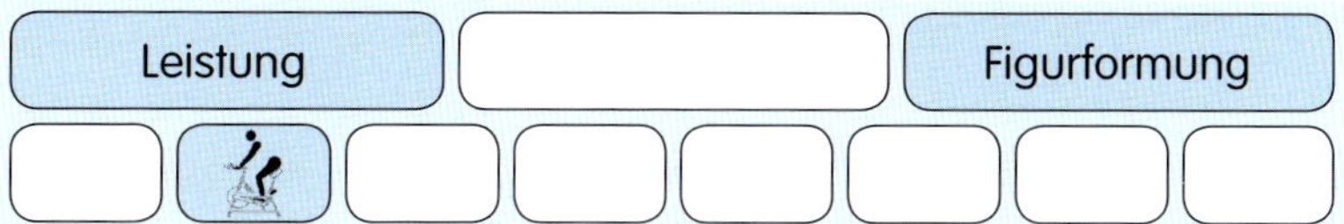

W4 Spinning

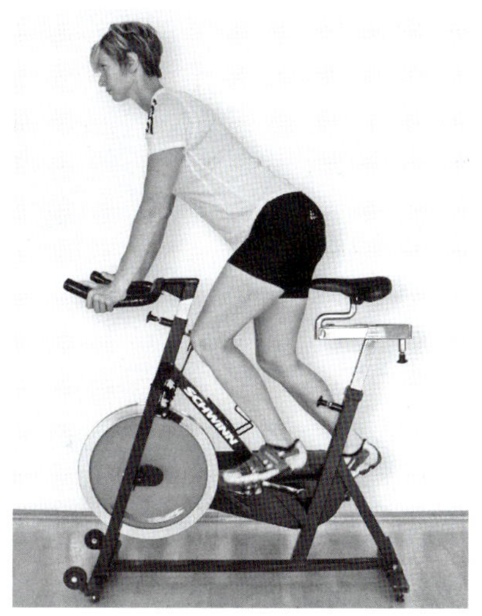

Nach ca. 10-minütigem Aufwärmen werden mehrere intensive Abschnitte mit unterschiedlichen Aufgabenstellungen bzw. Zielsetzungen geradelt, die durch extensive Phasen unterbrochen werden. Beim Training in der Gruppe wird die Dauer der einzelnen Phasen durch Musik oder den Trainer vorgegeben, die Intensität wird individuell nach dem jeweiligen Belastungsempfinden gewählt.

Hinweise

- Das gesamte Training sollte zwischen 60 und 120 min dauern.
- Wenn möglich sollten Klick-Pedale verwendet werden, damit ein „runder Tritt" erreicht wird.

Variationen

- „Einfahren": über 10 min dosiert von SBE 2 bis 4 steigern; dabei die Trittfrequenz langsam von ca. 60 bis 80 U/min erhöhen.
- „Zwischensprints": jeweils 10 bis 15 sek mit höchstmöglicher Frequenz und geringem Widerstand treten (SBE 7); aus dem Sattel gehen.
- „Berge": jeweils 3 bis 5 min mit SBE 5 bis 6 und geringer Trittfrequenz (50 bis 60 U/min) treten, dabei kann man auch aus dem Sattel gehen.
- „Ausreißversuche": jeweils 5-10 min mit SBE 5(6) bei hoher Trittfrequenz (80 bis 100 U/min).
- „Erholungsabschnitte": 3 bis 5 min bzw. bis das SBE sich bei 3 bis 4 eingependelt hat; mittlere Trittfrequenz (70 bis 80 U/min).
- „Ausradeln": 5 bis 10 min mit SBE 3 bis 4 und niedriger bis mittlerer Trittfrequenz (60 bis 70 U/min).

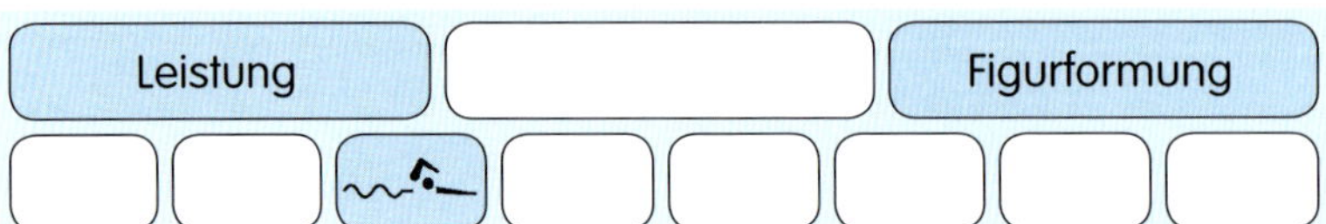

Wechseltempo Schwimmen

W5

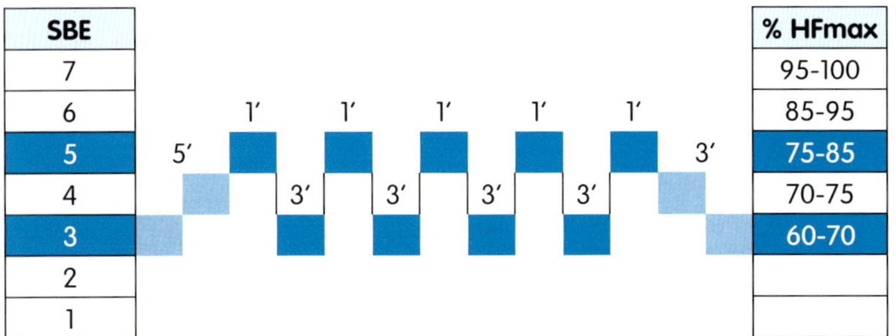

Nach 5- bis 10-minütigem Einschwimmen wechselt man ohne Pause zwischen intensiven Bahnen mit SBE 5 (6) und extensiven Bahnen mit SBE 3 (4). Das Verhältnis zwischn intensiven Bahnen und extensiven Bahnen sollte im Verhältnis 1 : 2 oder 1 : 3 liegen. Danach erfolgt ein kurzes Ausschwimmen.

Hinweise

- Zwischen SBE 6 und 4 sollten nur leistungsorientierte Fitnesssportler wechseln.
- Die extensiven Bahnen müssen in einer Lage geschwommen werden, die eine Erholung zulässt (Brust oder Rücken-Gleichschlag, d.h. in Rückenlage mit beiden Armen gleichzeitig ziehen und mit Brustbeinschlag kombinieren).
- Die intensiven Abschnitte nicht zu schnell beginnen.
- Zusammen mit Ein- und Ausschwimmen ist eine Mindestdauer von 20 min anzustreben.

Variationen

- Einsteiger: 1 Bahn Brust mit SBE 4 und 2 Bahnen Rücken-Gleichschlag mit SBE 2.
- Intensive Abschnitte in Kraul, extensive in Brust, Rücken oder Rücken-Gleichschlagschwimmen.
- Intensive Abschnitte mit reduzierter Atmung (z. B. 4er- oder 5er-Zug im Kraul) durchführen.
- Intensive Abschnitte frequenzorientiert (Frequenz steigt mit höherem Tempo) oder kraftorientiert (Frequenz bleibt bei höherem Tempo erhalten) gestalten.

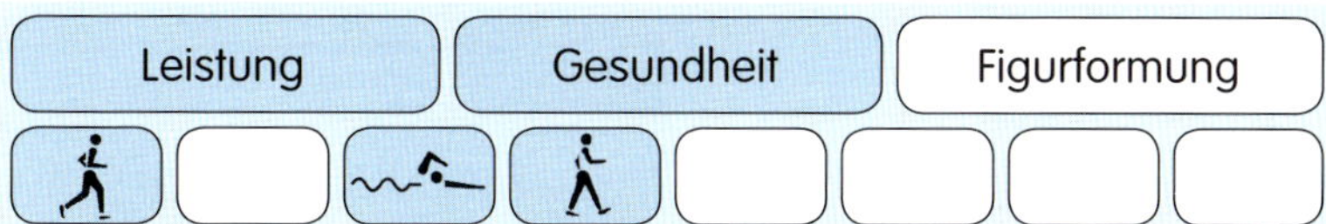

W6

Hausaufgabe

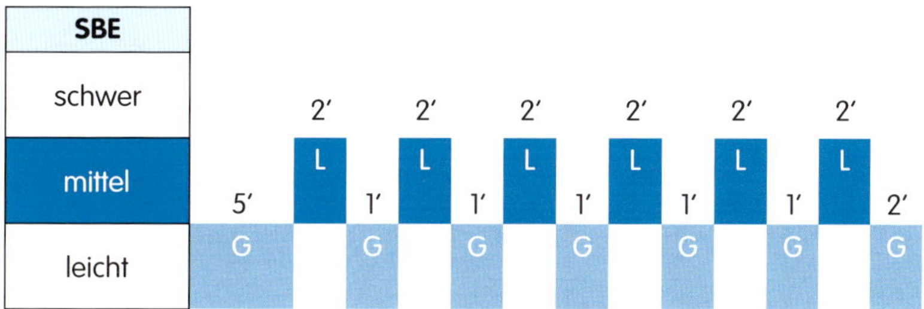

Beginne dein Training mit einem 5-minütigen Aufwärmen. Wähle ein Tempo, das dir *leicht* fällt. Du darfst dabei deine Atmung kaum spüren. Nach 5 Minuten wechselst du mehrmals zwischen einem *mittleren* Tempo und einem, das dir *leicht* fällt. Die 2-minütigen Abschnitte bei *mittlerer* Anstrengung läufst du, die 1-minütigen Abschnitte bei *leichter* Anstrengung kannst du auch gehen. Du beendest dein Training, das insgesamt mindestens 20 Minuten dauern sollte, mit 2 Minuten Gehen.

Hinweise

- Dieses Training solltest du durchführen, wenn es dir noch *schwer* fällt, 20 Minuten am Stück zu laufen oder wenn du so lange noch gar nicht ohne Pause durchlaufen kannst.
- Du solltest mit der SBE-Skala vertraut sein.
- Trainiere zusammen mit anderen (Freunde, Geschwister, Eltern)
- Du solltest dich während des Trainings jederzeit unterhalten können.
- Miss direkt nach dem Training (vor dem abschließenden Gehen) deinen Puls: 10 Sekunden lang messen und diese Zahl mit 6 multiplizieren.
- Führe ein Trainingstagebuch und notiere Datum, Trainingspuls, Dauer und Strecke.
- Vermeide Strecken auf Asphalt.

Variationen

- Du kannst auch länger als 2 Minuten am Stück laufen, wenn dir das nicht *schwer* fällt.
- Im Schwimmen kannst du die schnelleren Abschnitte in Kraul und die langsamen in Brust schwimmen.

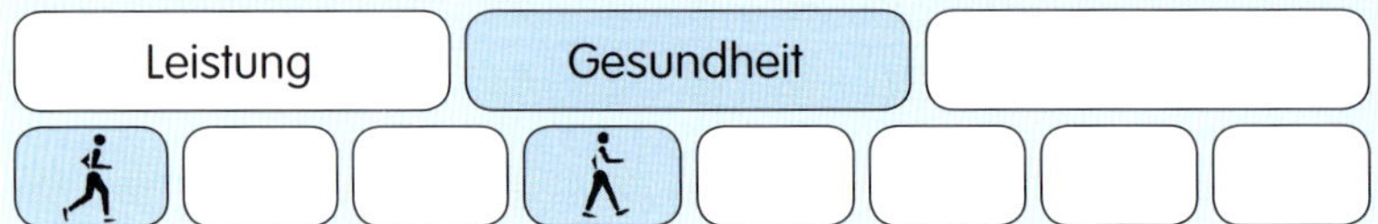

Wahrnehmungslauf

W7

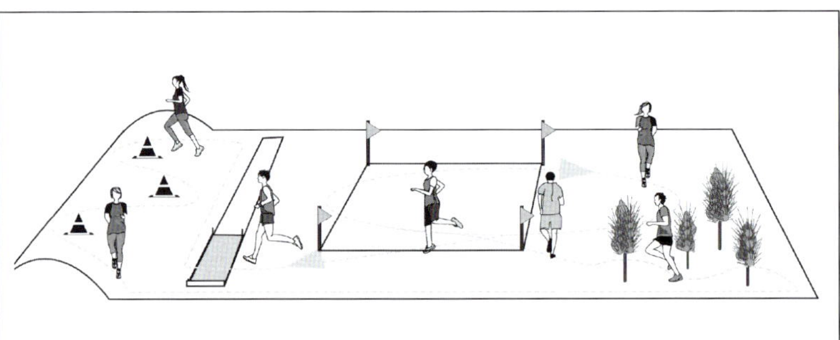

Es wird einzeln oder in kleinen leistungshomogenen Teams ein abwechslungsreicher Rundkurs (bergauf/bergab, Sand, Asphalt, Rasen, Schotter, Tartan…) auf dem Sport- oder Schulgelände mit SBE „mittel“ abgelaufen. Zusätzlich haben die Trainierenden die Aufgabe, die unterschiedliche Boden- und Geländebeschaffenheit bewusst wahrzunehmen und im Anschluss die Empfindungen zu beschreiben. Kinder sollten insgesamt 10-15 min, Jugendliche 15-20 min laufen.

Hinweise

- Ziel: Informationen bewusst wahrnehmen und verarbeiten!

Variationen

- Wechseltempo: eine Runde mit SBE „leicht“, danach eine Runde mit SBE „schwer“, dann wieder SBE „leicht“ usw. → Feedback: Wie wirken sich unterschiedliche Bodenbeschaffenheit und Geländeform bei schnellerem Tempo aus? Wie sollte ich meine Technik anpassen? (z. B. bergauf kurze Schritte, bergab lange Schritte; im Sand kurze Schritte ohne starken Abdruck).
- Barfuß laufen → Feedback: Unterschiede zum Laufen mit Schuhen?
- Runden mit unterschiedlicher Schrittlänge (übertrieben kurz und lang) → Feedback: Was strengt mehr an?
- Wechsel zwischen Ballenlauf und Abrollen → Feedback: Wie kann ich schneller laufen?
- Unterschiedlicher Atemrhythmus (vgl. S. 47) → Feedback: Welche Atmung ist am angenehmsten? Auswirkungen auf die Herzfrequenz?

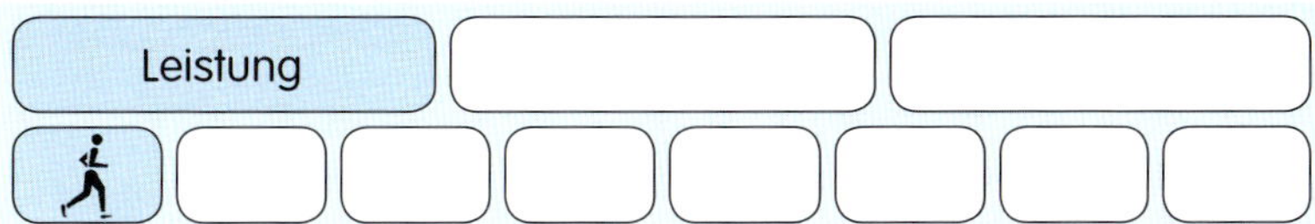

W8

Viertorfußball

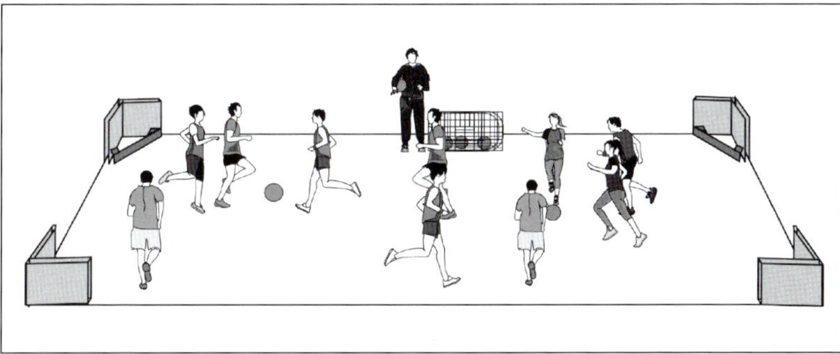

In den Ecken der Halle werden jeweils 2 blaue Turnmatten über Eck an die Wand gelehnt und davor eine gekippte Turnbank quergestellt. Es werden vier Teams (4-6 Spieler) gebildet, die nun die Aufgabe haben, einen Ball mit dem Fuß in einem der Tore der 3 gegnerischen Mannschaften zu platzieren. Sobald ein Ball im Tor gelandet ist, rollt der Spielleiter einen neuen Ball ein, so dass immer 2 Bälle im Spiel sind. Für jedes erzielte Tor erhält das Team einen Pluspunkt, für jedes erhaltene einen Minuspunkt.

Hinweise

- Ein Tor gilt nur als erzielt, wenn der Ball nicht mehr aus dem Dreieckstor herausspringt, sondern innen liegen bleibt.
- Es gibt keine Torhüter.
- Da es keine Spielunterbrechungen nach Toren gibt und immer 2 Bälle im Spiel sind, ist eine andauernde Belastung mit wechselnder Intensität gewährleistet.

Variationen

- Mit Hockeyschlägern und Tennisbällen spielen.
- Mehr als 2 Spielbälle verwenden.

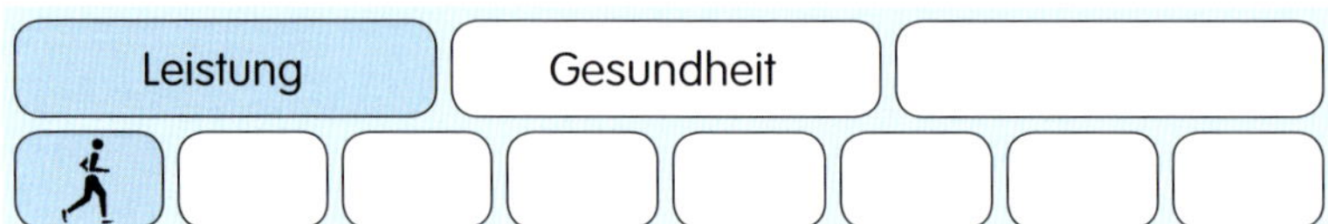

Belgischer Kreisel

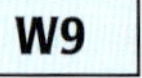

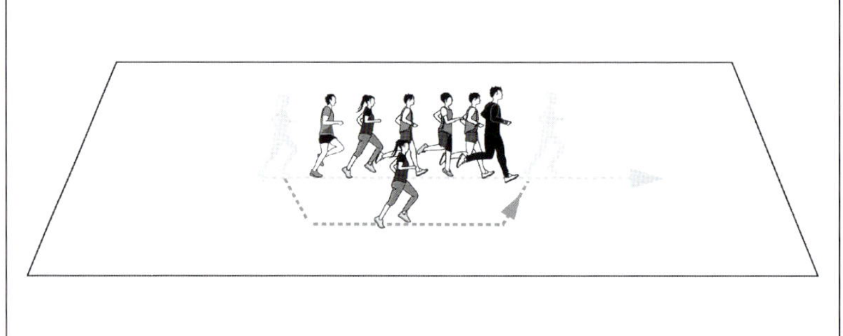

Im Gelände oder auf dem Platz laufen alle Teilnehmer einer Trainingsgruppe in kurzen Abständen von 2-3 m hintereinander. Neben dem Gruppenersten läuft der Trainer und gibt das ruhige Grundtempo vor (SBE „leicht“ bis „mittel“). Auf Klatschen oder Handzeichen des Lehrers überholt jeweils der Letzte die gesamte Gruppe und setzt sich an die Spitze.

Hinweise

- Die Wechseltempovariante kann ideal in ein „normales“ Dauerlauftraining im Gelände integriert werden (z. B. 10 min Dauermethode, 10 min Belgischer Kreisel, 10 min Dauermethode).
- Die Gruppe sollte relativ leistungshomogen sein.
- Schwächere Schüler können bei jedem zweiten Überholdurchgang ausgelassen werden.
- Wichtig ist eine strikte Tempodosierung durch den Trainer, da sonst das Tempo immer höher wird.
- Beim Laufen auf der Bahn wird immer außen überholt.

Variationen

- Das Training wird mit dem Dribbling von Bällen kombiniert (z. B. mit Fußbällen).
- Es wird im Slalom durch die Gruppe durchgelaufen.
- Überholen im Sprint oder nur dosierte Tempoerhöhung.

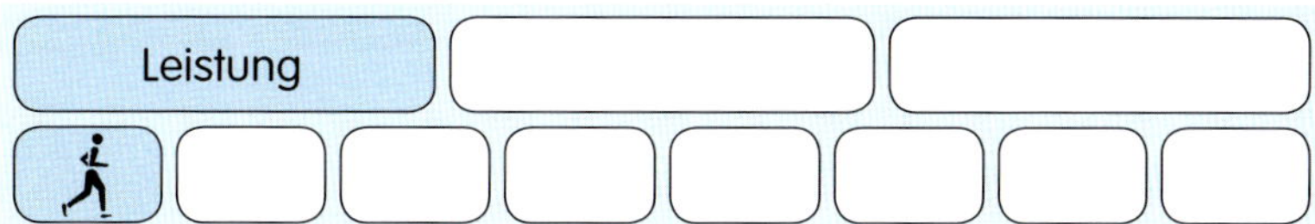

W10 Sechs-Tage-Rennen

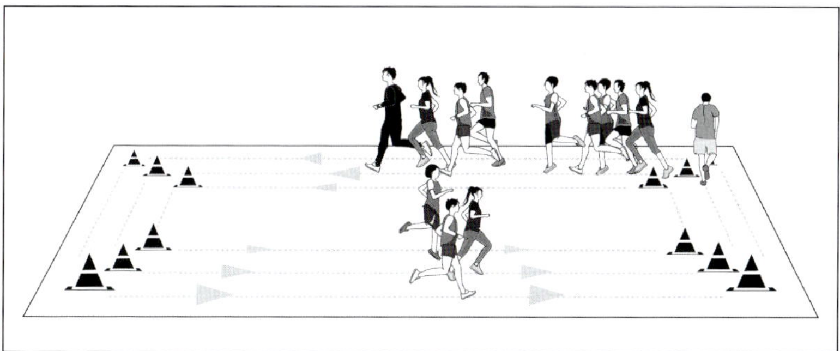

Es werden Mannschaften mit 3-5 Kindern gebildet, wobei jedes Teammitglied eine Nummer von 1 bis 3 (5) bekommt. Alle Teams laufen zusammen um ein durch Hütchen abgestecktes Viereck. Der Trainer spannt sich vor die Gruppe und gibt ein sehr ruhiges Tempo (SBE „leicht") vor. Zusätzlich werden zur Differenzierung zwei weitere Vierecke mit kürzerer Seitenlänge angeboten (vgl. Vierecksintervalle), so dass auch die Schwächeren in der Lage sind, mit SBE „leicht" zu laufen. Auf Rufen des Trainers („1", „2" oder „3") muss sich die jeweilige Nummer aus der Gruppe lösen und versuchen, die Gruppe möglichst schnell zu überrunden.

Hinweise

- Die Nummer 3 sollte der jeweils Leistungsstärkste, die 1 der jeweils Leistungsschwächste jedes Teams bekommen.
- Wichtig ist eine strikte Tempodosierung durch den Trainer, da sonst das Überrunden zu lange dauert und die Intensität zu hoch liegt.

Variationen

- In der Halle ist das Programm auch in Verbindung mit Dribbling von Basketbällen möglich.
- Bei Bedarf können von Leistungsschwachen auch Gehpausen eingelegt werden.

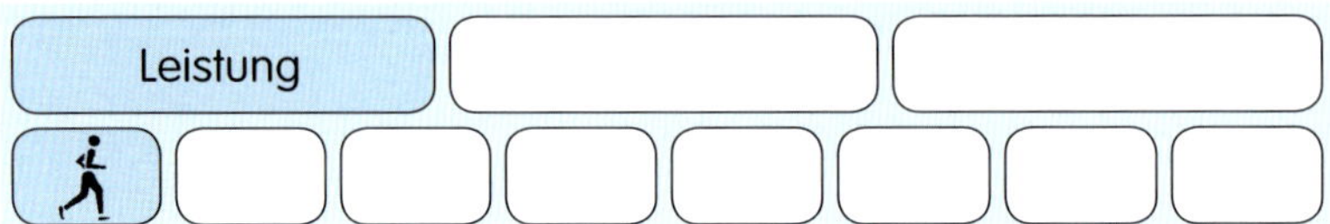

Safety-Car

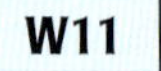

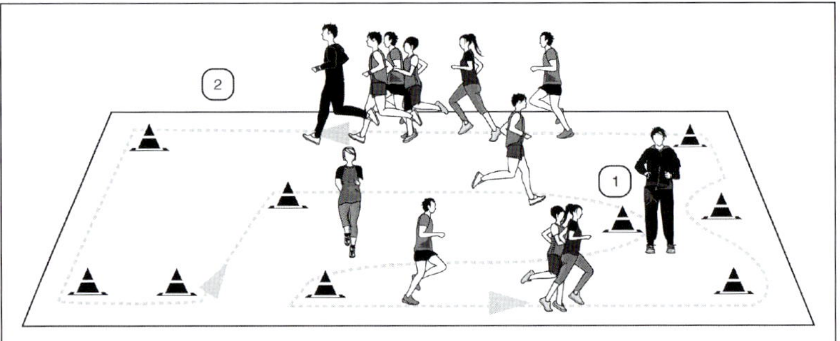

Die Trainierenden bekommen die Aufgabe, in einer vorgegebenen Zeit (je nach Leistungsstand 10-20 min) auf der 400 m-Bahn oder auf einem definierten Kurs so viele Runden wie möglich zu laufen. SBE „schwer“ sollte die Intensitäts-Obergrenze darstellen. In regelmäßigen Abständen „schert“ der Trainer auf die „Rennstrecke“ ein und spielt das „safety-car“, welches nicht überholt werden darf. Durch ein niedriges Tempo versucht er dabei, das SBE aller Teilnehmer auf „leicht“ herunterzuregulieren. Nach 1-2 min „schert“ er wieder aus und gibt das Rennen wieder frei.

Hinweise

- Das Rennen wird zum Aufwärmen mit einer 5-minütigen „safety-car-Phase“ begonnen, gleichzeitig wird dadurch ein zu schnelles Anlaufen verhindert.
- Bei 20 min Gesamtbelastung sollten 4-5 extensive „safety-car-Phasen“ eingestreut werden.
- Hinweis an die Trainierenden: nicht zu schnell beginnen und ein individuelles Tempo mit SBE „mittel“ bis „schwer“ anstreben.

Variationen

- Hindernisse einbauen: z. B. Schikane (Slalom durch Markierungshütchen); Kiesbett (Sandgrube), Steilkurve (Wall).

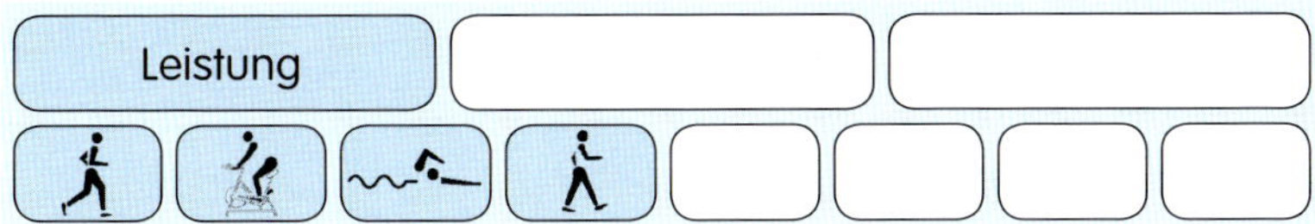

W12

Ziehharmonika

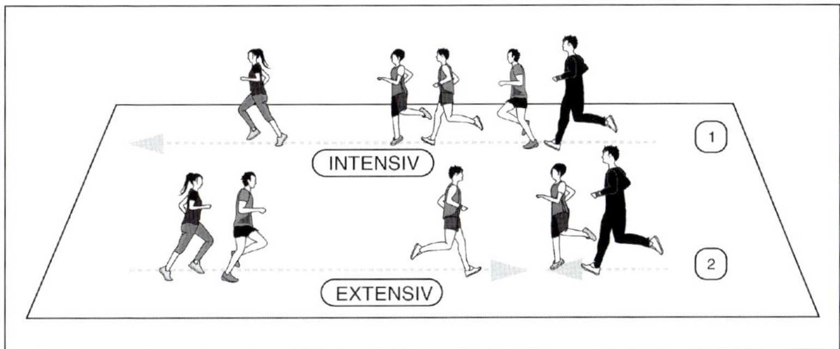

Eine größere Gruppe trainiert zusammen im Gelände und wechselt zwischen intensiven (3-5 min) und extensiven (ca. 5 min) Abschnitten. Die intensiven Abschnitte werden von jedem Einzelnen mit SBE „mittel" bis „schwer" in individuellem Tempo absolviert. Je nach Leistungsstärke zieht sich die Gruppe auseinander. Der Trainer bleibt bei den Langsamsten. Nach Ablauf der intensiven Phase (Trainer pfeift) folgt ein extensiver Abschnitt mit SBE „leicht" bis „mittel" über ca. 5 min. Die Schnelleren drehen um und laufen mit SBE „leicht" bis „mittel" zum Trainer zurück. Frühestens dann, wenn alle Trainierenden wieder zusammen sind, wird der nächste intensive Abschnitt gestartet.

Hinweise

- Vergleiche Hinweise zum *Basisprogramm (W1)*
- Achtung: Gerade Jugendliche und Männer neigen aus Gründen der Gruppendynamik dazu, sich zu überfordern → besonders auf das SBE und die individuelle Intensität aufmerksam machen.

Variationen

- Wenn die Strecke bekannt ist, können feste Umkehrpunkte ausgemacht werden (z. B. bei einer längeren Radtour am Ende eines Anstiegs umdrehen).

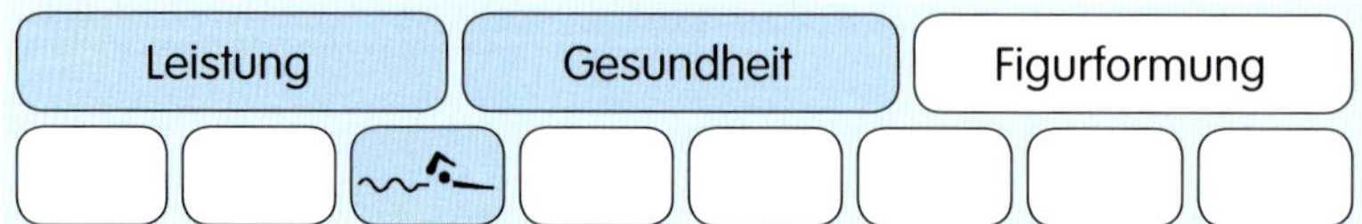

Im Hafenbecken

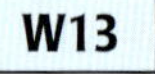

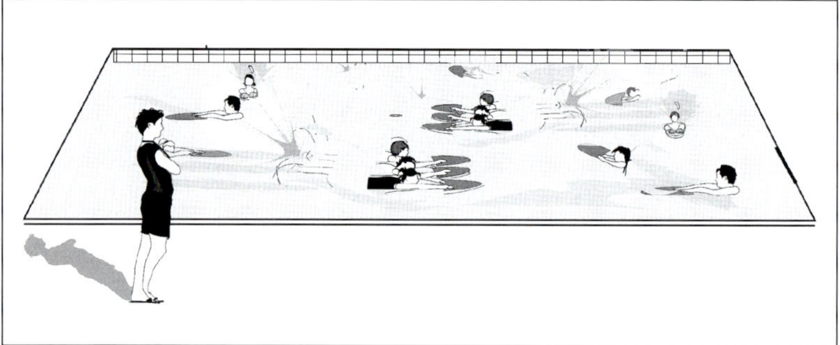

Alle Kinder der Trainingsgruppe schwimmen mit Brett (Hände auf dem Brett, Arme gestreckt) und Flossen (Kraulbeinschlag) als „einmotorige Rennboote" frei durch das „Hafenbecken" und lösen zusammen mit anderen oder allein auf Kommando des Lehrers spielerische Aufgaben.

Hinweise

Auf Anweisung des Lehrers müssen sie:

- Sich zu zwei-, drei-, vier-, oder achtmotorigen Schiffen zusammenschließen. Dabei liegt jeweils eine Hand auf dem Brett des Partners.
- Segelschiffe mit einem Segel bilden (Brett aus dem Wasser halten).
- Segelschiffe mit zwei und mehr Segeln bilden.
- U-Boote bilden (Tauchen).
- Sich in Delfine verwandeln (Delfinbewegung).
- Paarweise Schaufelraddampfer bilden (jeweils ein Arm mit Kraulbewegung).
- Schnellboote bilden (Tempo erhöhen).

Variationen

- Der Fantasie des Lehrers und der Schüler sind keine Grenzen gesetzt.

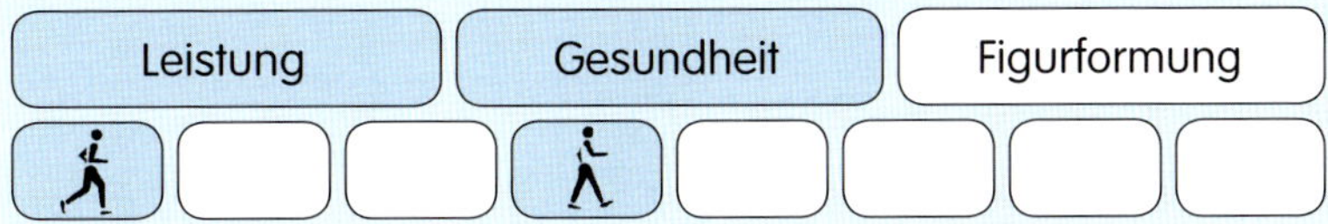

W14

Aerobic

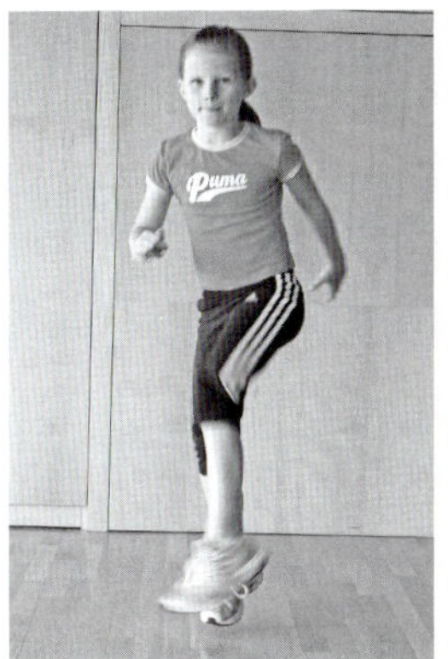
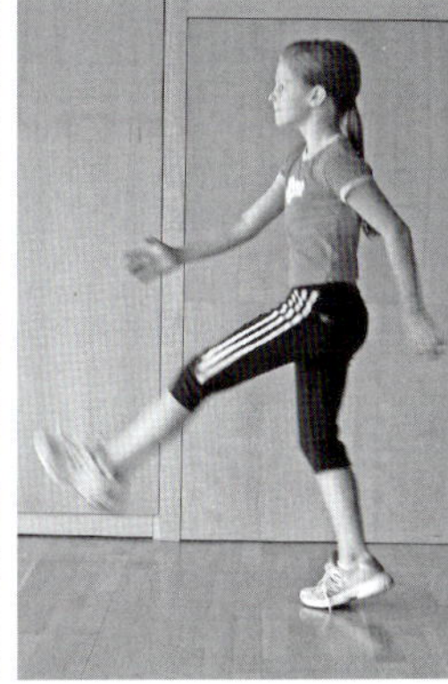
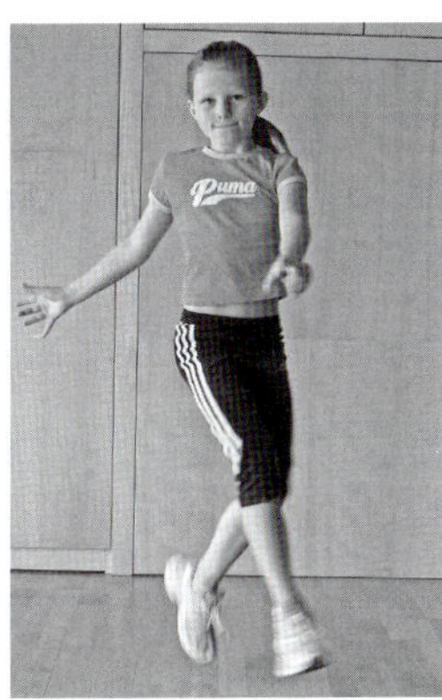

Aerobic ist Training zu Musik. Die Intensität kann vom Leiter durch die Übungen und durch den Taktschlag bzw. das Tempo der Musik (beats/min) gesteuert werden. Die Trainierenden nehmen die individuelle Feinsteuerung durch das SBE vor, indem Sie die Ausführung entsprechend anpassen. Es sollte zwischen SBE „leicht-mittel" während extensiver und SBE „mittel-schwer" während intensiver Phasen gewechselt werden. Geeignet sind Intensitätswechsel nach 3 bis 4 min, die durch die Lieder vorgegeben sind. Das gesamte Training sollte 20 bis 30 min dauern und mit einem extensiven Teil enden. Danach bieten sich noch ein ruhiges Ausgehen und ein Dehnprogramm zu entspannender Musik an.

Hinweise

- Zum Aufwärmen eignet sich ein freies Laufen nach Musik (150-170 b/min) durch die Halle mit unterschiedlichen Übungen.
- Nach einem Titel bzw. zwischen Intensitätswechseln kann eine kurze Pulskontrolle eingebaut werden; der Puls sollte sich nach extensiven Phasen zwischen 60 und 75% und nach intensiven Phasen zwischen 75 und 85% HFmax bewegen.
- Die Musik sollte einen Taktschlag aufweisen, der den entsprechenden Übungen angepasst ist und ein rhythmisches Laufen, Hüpfen usw. im Takt erlaubt:
  - Laufen mit unterschiedlichem Tempo (150-170 b/min).

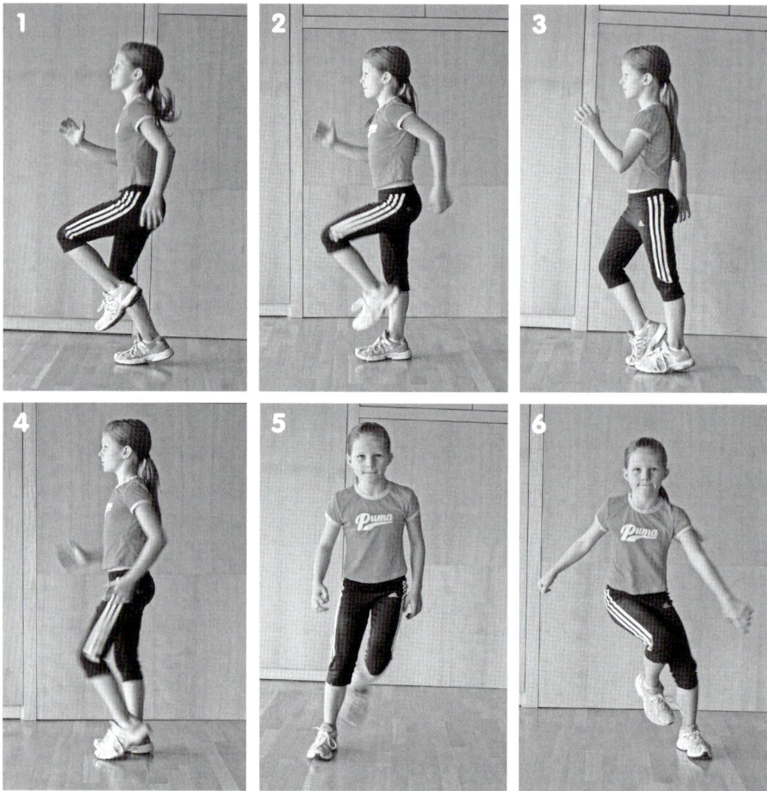

- Ruhiges Laufen auf der Stelle: 130-140 b/min.
- Schnelles Laufen und Hüpfen auf der Stelle: 140-160 b/min.
- Extensive Phasen können auch mit Marschieren auf der Stelle gestaltet werden.

Variationen

- Laufen durch die Halle nach Musik (Vorwärts- und Rückwärtslaufen, Kniehebelauf, Skipping, Anfersen, Hopserlauf, Ballenlauf, Abrollen, Seitgalopp, Laufen und Hopser mit Armkreisen) (Bild 1).
- Laufen am Ort mit unterschiedlichem Kniehub (Skipping, waagrechter Kniehub) (Bild 2).
- Marschieren am Ort (geeignet als aktive Pause) (Bild 3).
- Wechselhop am Ort mit unterschiedlichem Kniehub (Bild 4).
- Einbeinige Sprünge von links nach rechts (Bilder 5 und 6).
- Beidbeinige Sprünge auf der Stelle, von links nach rechts, vor und zurück, im Viereck (Bilder 7 und 8).
- Hopser am Ort mit Auskicken (vorwärts, seitwärts, quer, flach, hoch) (Bilder 9 bis 11).

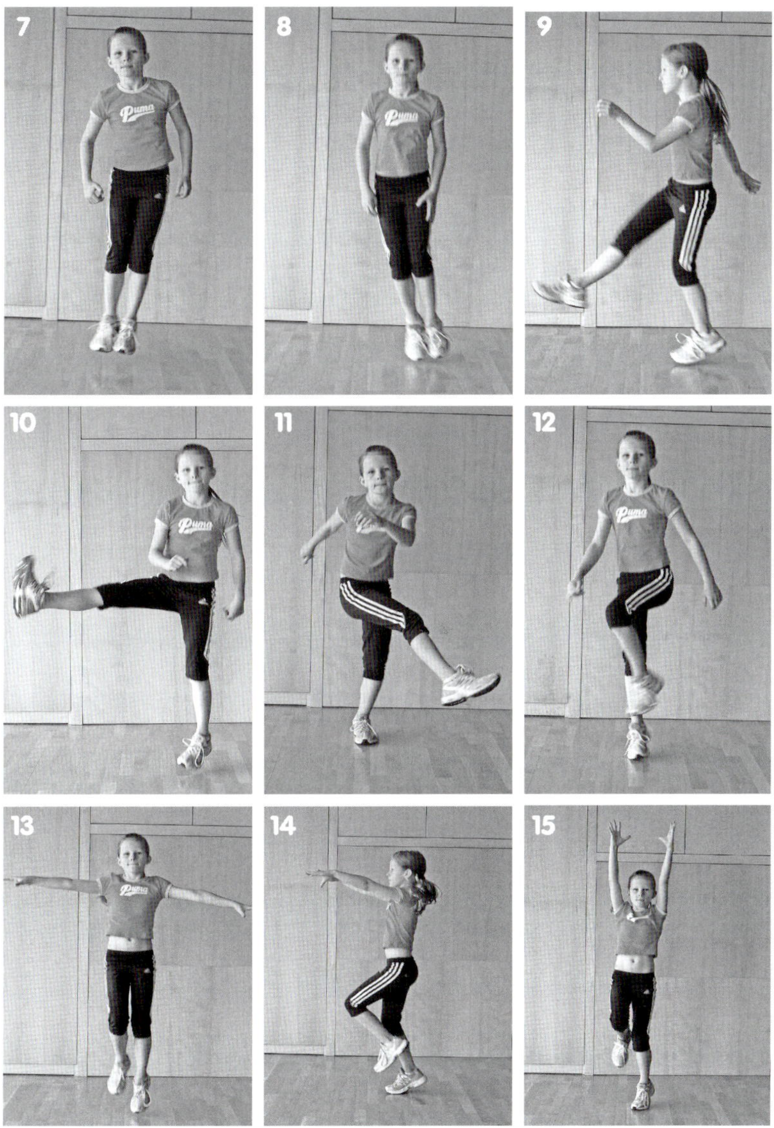

- Laufen mit Vorwärts-Rückwärts-Seitwärtsbewegungen (jeweils 4 Schritte) (Bild 12).
- Unterschiedlicher Armeinsatz bei Laufbewegungen am Ort (Seithalte, Vorhalte, Hochhalte, Armkreisen, Boxbewegungen) (Bilder 13 bis 15).

Abb. 16+17 auf Folgeseite

- Hampelmann (Bild 16).
- Hüpfen mit Sprungseil (Bild 17).

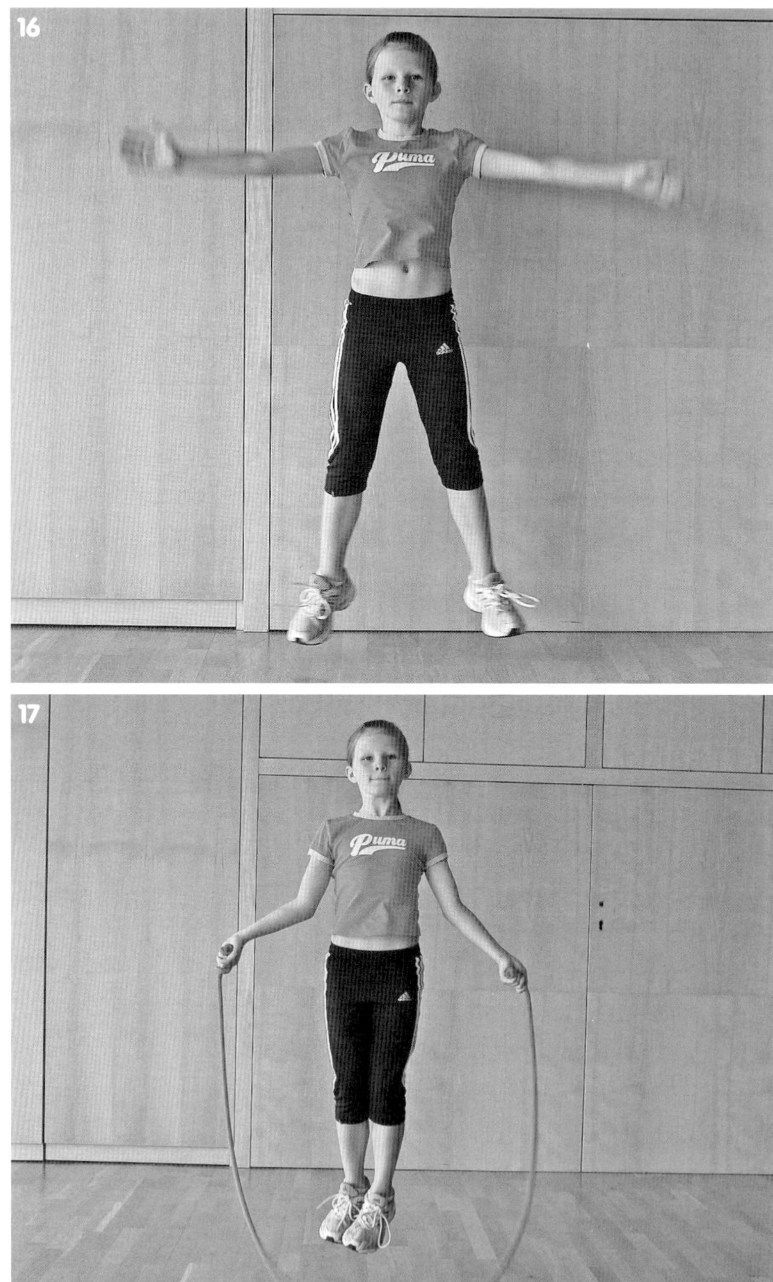
16
Puma
17
Puma

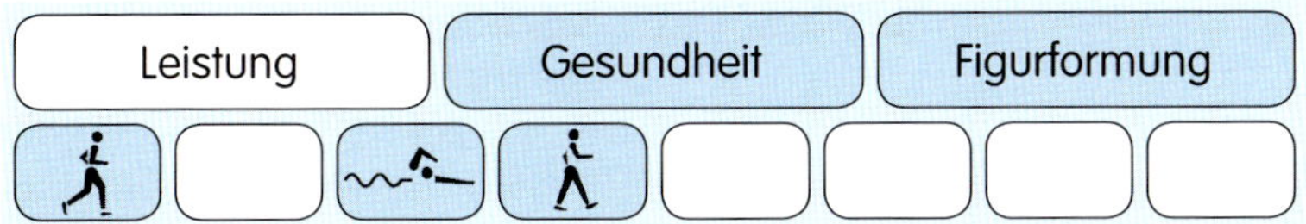

W15 **Aquajogging**

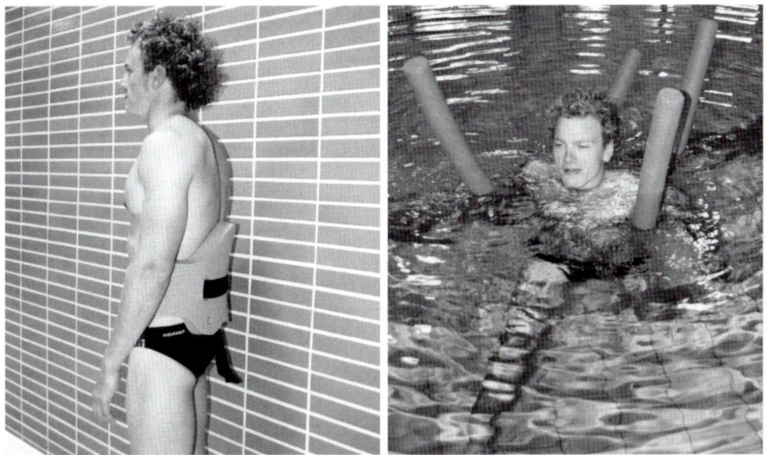

Beim Aquajogging werden im Wasser verschiedene Laufbewegungen gegen erhöhten Widerstand durchgeführt. Aquajogging ist deswegen nicht nur ein effektives Kraftausdauertraining für den ganzen Körper, sondern ein ideales Mittel, um auf Gelenk schonende Weise das Herz-Kreislaufsystem zu stärken und Kalorien zu verbrennen. Die Intensität kann vom Leiter/Trainierenden durch die Auswahl der Übungen und durch die Verwendung von Musik mit unterschiedlichem Taktschlag bzw. Tempo (beats/min) gesteuert werden. Für die intensiven Phasen bieten sich zwischen 150 und 180 beats/min an. Die Trainierenden nehmen die individuelle Feinsteuerung durch das SBE vor, indem Sie die Übungen dementsprechend anpassen. Es sollte eine Gesamtdauer von mindestens 20 min angestrebt und zwischen SBE „leicht-mittel" während extensiver und SBE „mittel-schwer" während intensiver Phasen gewechselt werden.

Hinweise

- Das Aquajogging wird im tiefen Wasser von mindestens 1,80 m (für Kinder 1,50 m) durchgeführt.
- Als Auftriebshilfen können entweder ein Auftriebsgurt/Schwimmgürtel (vgl. Bild 1) oder ersatzweise zwei Schwimmnudeln unter den Achseln (vgl. Bild 2) eingesetzt werden.

Variationen

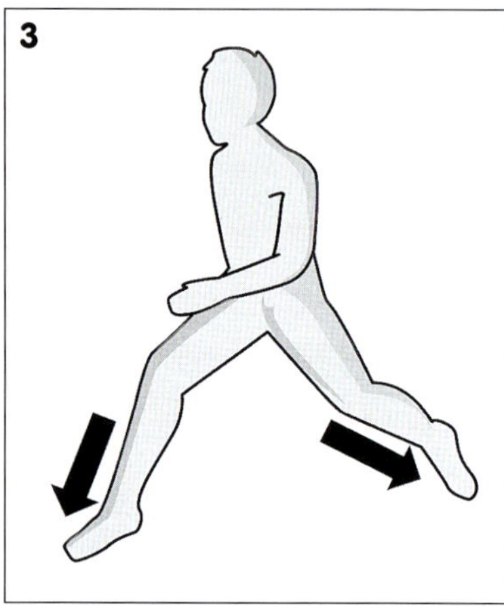

Schrittlauf: extensive Phase (vgl. Bild 3)

- Fließende Bewegung, bei der es in keiner Phase zu einer Beschleunigung kommt.
- Keine Vertikalbewegung im Wasser.
- Nur leichter Kniehub in der vorderen Schwungphase.
- Deutlicher Beinrückschwung.
- Arme gegengleich mitbewegen.

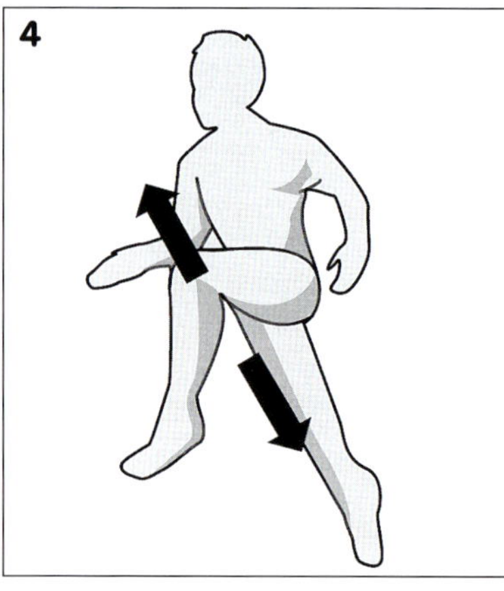

Kniehebelauf: intensive Phase (vgl. Bild 4)

- Knie bis auf Hüfthöhe anziehen.
- Danach sehr akzentuierte aktive Streckung des Beines nach hinten unten, am Ende auch die Fußspitzen strecken.
- Hohe Frequenzen möglich.
- Aktiver und dynamischer Armeinsatz.

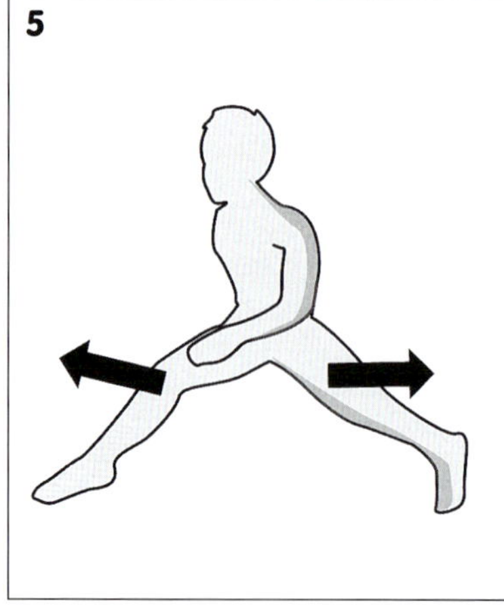

Schreitlauf: intensive Phase (vgl. Bild 5)

- Große und weite Schritte.
- Knie anheben und Unterschenkel weit nach vorne bringen.
- Danach das Bein relativ gestreckt nach hinten bewegen.
- Arme arbeiten gegengleich und aktiv.
- Eher kraftorientierte Arbeitsweise mit geringerer Frequenz (nach Birkner & Roschinsky, 1999).

Literaturverzeichnis

Literaturverzeichnis

Achten, J., Gleeson, M. & Jeukendrup, A. E. (2002). Determination of the exercise intensity that elicits maximal fat oxidation. *Medicine and science in sports and exercise, 34* (1), 92-97.

Achten, J., Venables, M. C. & Jeukendrup, A. E. (2003). Fat oxidation rates are higher drung running compared with cycling over a wide range of intensities. *Metabolism, 52* (6), 747-752.

American college of sports medicine. (1998). The recommended quantity and quality for developing and maintaining cardiorespiratory and muscular fitness, and flexibility in the healthy adults. *Medicine and science in sports and exercise, 30,* 975-991.

Astorino, T. A. (2000). Is the ventilatory threshold coincident with maximal fat oxidation during submaximal exercise in women? *Journal of sports medicine and physical fitness, 40* (3), 209-216.

Beck, C., Kraus, M., Schmitt, P., Unger, P, Weiß, N. & Bayerische Landesstelle für den Schulsport (Hrsg.). *Schwimmen unterrichten*. Donauwörth: Auer.

Beneke, R. & Von Duvillard, S. P. (1996). Determination of maximal lactate steady state response in selected sports events. *Medicine and science in sports and exercise, 28* (2), 241-246.

Birkner, H.-A. & Roschinsky, J. (1999). *Handbuch für Aquajogging*. Aachen: Meyer und Meyer.

Borg, G. (1970). Perceived exertion as an indicator of somatic stress. *Scandinavian journal of rehabilitation medicine, 2,* 92-98.

Boutcher, S. H., Seip, R. L., Hetzler, R. K., Pierce, E. F., Snead, D., Weltman, A. (1989). The effects of specifity of training on rating of perceived exertion at the lactate threshold. *European journal of applied physiology, 59,* 365-369.

Buskies, W. & Boeckh-Behrens, W.-U. (2000). *Gesundheitsorientiertes Fitnesstraining, Band 2*. Winsen: Dr. Loges.

Buskies, W., Kläger, G. & Riedel, H. (1992). Möglichkeiten zur Steuerung der Belastungsintensität für ein breitensportlich orientiertes Laufausdauertraining. *Deutsche Zeitschrift für Sportmedizin, 43* (6), 248-260.

Butts, N. K., Knox, K. M. & Foley, T. S. (1995). Energy costs of walking on a dual-action treadmill in men and women. *Medicine and science in sports and exercise, 27,* 121-125.

Ceci, R. & Hassmen, P. (1991). Self-monitored exercise at three different RPE intensities in treadmill vs field running. *Medicine and science in sports and exercise, 23* (6), 732-738.

Church, T. S., Earnest, C. P. & Morss, G. M. (2001). Field testing of physiological responses associated with Nordic walking. *Research quarterly for exercise and sport, 73* (3), 296-300.

Coggan, A. R., Raguso, C. A., Gastaldelli, A., Sidossis, L. S. & Yeckel, C. W. (2000). Fat metabolism during high-intensity exercise in endurance-trainined and untrained men. *Metabolism, 49* (1), 122-128.

Demello, J. J., Cureton, K. J., Boineau, R. E. & Singh, M. M. (1987). Ratings of perceived exertion at the lactate threshold intrained and untrained men and women. *Medicine and science in sports and exercise, 19* (4), 354-362.

Frank, G. (1996). *Koordinative Fähigkeiten im Schwimmen. Der Schlüssel zur perfekten Technik*. Schorndorf: Hofmann

Gabriel, H. & Kindermann, W. (1998). Leistungssport und Immunsystem. *Leistungssport, 28* (5), 4-13.

Greive, J. S. & Kohrt, W. M. (2000). Energy expenditure during walking and jogging. *Journal of sports medicine and physical fitness*, *40* (4), 297-302.

Grosser, M., Brüggemann, P. & Zintl, F. (1986). *Leistungssteuerung in Training und Wettkampf.* München, Wien, Zürich: blv-sportwissen.

Haberkorn, C., Plaß, R. & Baumann, H. (Hrsg.) (1992). *Leichtathletik, Band 1: Didaktische Grundlagen; Lauf.* Frankfurt a. Main: Diesterweg; Aarau; Frankfurt a. Main; Salzburg: Sauerländer.

Hill, D. W., Cureton, J., Grisham, S. C. & Collins, M. A. (1987). Effect of training on the rating of perceived exertion at the ventilatory threshold. *European journal of applied physiology*, *56,* 206-211.

Hollmann, W. & Hettinger, T. (2000). *Sportmedizin – Arbeits- und Trainingsgrundlagen* (4. Aufl.). Stuttgart, New York: Schattauer.

Hollmann, W., Mader, A., Liesen, H., Heck, H., Rost, R. (1986). Die aerobe Leistungsfähigkeit - Aspekte von Gesundheit und Sport. *Spektrum der Wissenschaft*, *8,* 48-58.

Jakowlew, N. (1972). Die Bedeutung der Homöostasestörung für die Effektivität des Trainingsprozesses. *Medizin und Sport*, *13,* 367-370.

Jeukendrup, A. E. (2005). Fettverbrennung und körperliche Aktivität. *Deutsche Zeitschrift für Sportmedizin*, *56* (9), 337-338.

Kleindienst, F., Michel, K. J., Schwarz, J. & Krabbe, B. (2006). Vergleich von kinematischen und kinetischen Parametern zwischen den Bewegungsformen Nordic Walking, Walking und Laufen. *Sportverletzung – Sportschaden*, *20,* 25-30

Knechtle, B., Muller, G., Willmann, F., Kotteck, K., Eser, P. & Knecht, B. (2004). Fat oxidation in men and women endurance athletes in running and cycling. *International journal of sports medicine, 25* (1), 38-44.

Lagerstrom, D. & Graf, J. (1986). Die richtige Trainingspulsfrequenz beim Ausdauersport. *Herz, Sport & Gesundheit*, *3,* 21-24

Löllgen, H., Graham, T. & Sjogaard, G. (1980). Muscle metabolites, force, and perceived exertion bicycling at varying pedal rates. *Medicine and science in sports and exercise, 12,* 345-351.

Neumann, G., Pfützner, A. & Berbalk, A. (1998). *Optimiertes Ausdauertraining*. Aachen: Meyer & Meyer.

Paul, G., Hausbei, B., Hohmann, E.-M., Kahl, M. & Vögele, C. (1997). *Aerobic-Training* (2. Aufl.). Aachen: Meyer und Meyer.

Pocari, J. P., Hendrickson, T. L., Walters, P. R., Terry, L. & Walsko, G. (1995). The physiological responses to walking with and without power poles™ on treadmill exercise. *Research quarterly for exercise and sport*, *68* (2), 161-166.

Reim, D. (1996). *Trainingsintensitätssteuerung im gesundheitsorientierten Ausdauertraining auf dem Fahrradergometer und beim Schwimmen unter Einbeziehung von Wohlbefindlichkeitseffekten*. Unveröffentlichte Zulassungsarbeit, Universität Bayreuth.

Reim, F. (2001). *Kardiopulmonale, metabolische und subjective Beanspruchung beim gesundheitsorientierten Ausdauertraining an unterschiedlichen Indoor-Cardiogeräten.* Aachen: Shaker-Verlag.

Rist, H. J., Kälin, X. & Hofer, A. (2004). Nordic-Walking – ein sportmedizinisches Konzept in Prävention und Rehabilitation, *Sportorthopädie – Sporttraumatologie*, *20,* 247-250.

Robertson, R. J., Gilcher, R., Metz, K., Allison, T., Bahnson, H., Skrinar, G., Abbott, A., Becker, R. & Falkel, J. (1982). Effect of induced erythrocythemia on hypoxia tolerance during physical exercise. *Journal of applied Physiol. Respir. Environ. Exerc. Phsiol., 53,* 490-495.

Schiebel, F., Heitkamp, H. C. & Thoma, S. & Horstmann, T. (2003). Nordic Walking und Walking im Vergleich. *Deutsche Zeitschrift für Sportmedizin*, *54,* (7/8), S43 (KV-093).

Seip, R .L, Snead, D., Pierce, E. F., Stein, P., Weltman, A. (1991). Perceptual responses and blood lactate concentration: effect of training state. *Medicine and science in sports and exercise*, *23* (1), 80-87.

Wasserman, K., Jansen, J. E., Sue, D. Y., Casaburi, R. & Whipp, B. J. (1999). *Principles of exercise testing and interpretation*. Lippincott: Williams & Wilkin.

Watt, B. & Grove, R. (1993). Perceived exertion - antecedents and applications. *Sport medicine*, *15* (4), 225-241

Weineck, J. (1994). *Optimales Training* (8. überarbeitete und erweiterte Auflage). Balingen: Perimed-spitta.

Weitl, M. (1999). *Möglichkeiten und Grenzen subjektiver Belastungssteuerung im gesundheitsorientierten Ausdauersport*. Hamburg.

Wenger, H. A. & Bell, G. J. (1986). The interactions of intensity, frequency and duration in altering cardiorespiratory fitness. *Sports medicine, 3,* 346-356.

Wilke, K. & Madsen, O. (1988). *Das Training des jugendlichen Schwimmers* (Schriftenreihe zur Praxis der Leibeserziehung und des Sports, 171) (2. erweiterte und verbesserte Auflage). Schorndorf: Hofmann.

Zintl, F. (1994). *Ausdauertraining – Grundlagen, Methoden, Trainingssteuerung*. München, Wien, Zürich: BLV-Sportwissen.

Ausdauertraining in Schule und Verein

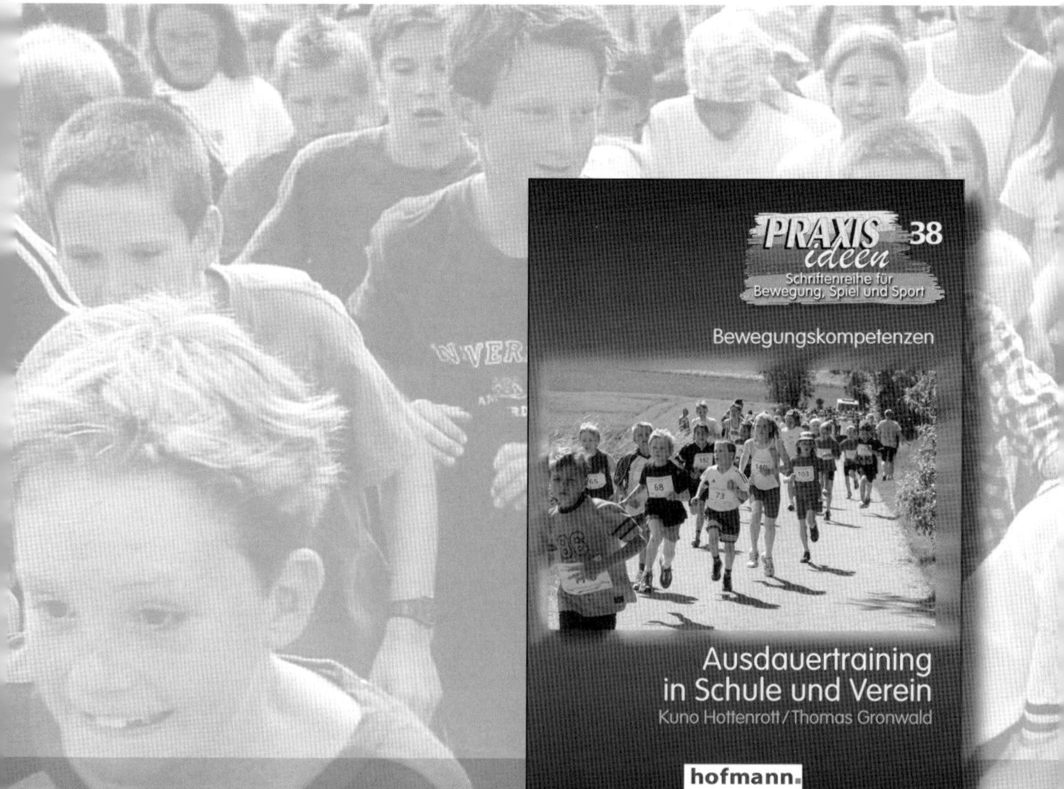

Prof. Dr. Kuno Hottenrott / Thomas Gronwald

In Schule und Verein bestehen bei der Vermittlung der Ausdauer viele Fragen: Ist eine Ausdauerschulung oder gar ein systematisches Ausdauertraining bereits für Kinder sinnvoll? Was ist zu beachten, um die Ausdauer bei Kindern und Jugendlichen optimal zu fördern, sie aber nicht zu überfordern? Wie können Kinder motiviert werden, sich ausdauernd zu beanspruchen und dabei trotzdem Spaß zu haben? Welche Übungsformen bieten sich besonders für den Schulsportunterricht und für den Vereinssport an? Diese und weitere Fragen werden in diesem Buch praxisnah mit vielen Beispielen thematisiert.

DIN A5, 176 Seiten, ISBN 978-3-7780-0381-7, **Bestell-Nr. 0381 € 16.90**

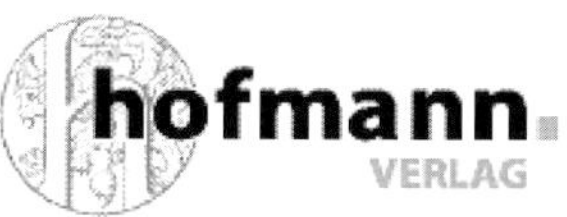

Steinwasenstraße 6–8 · 73614 Schorndorf
Telefon (07181) 402-125 · Telefax (07181) 402-111
E-Mail: bestellung@hofmann-verlag.de · www.hofmann-verlag.de

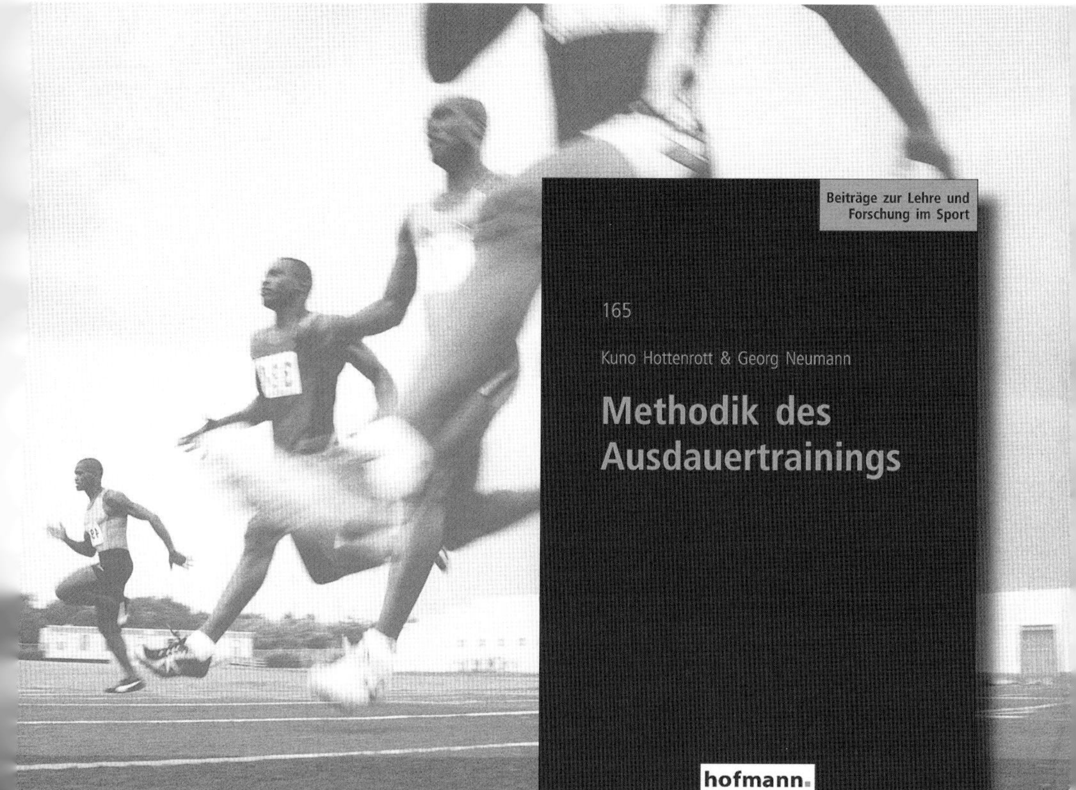

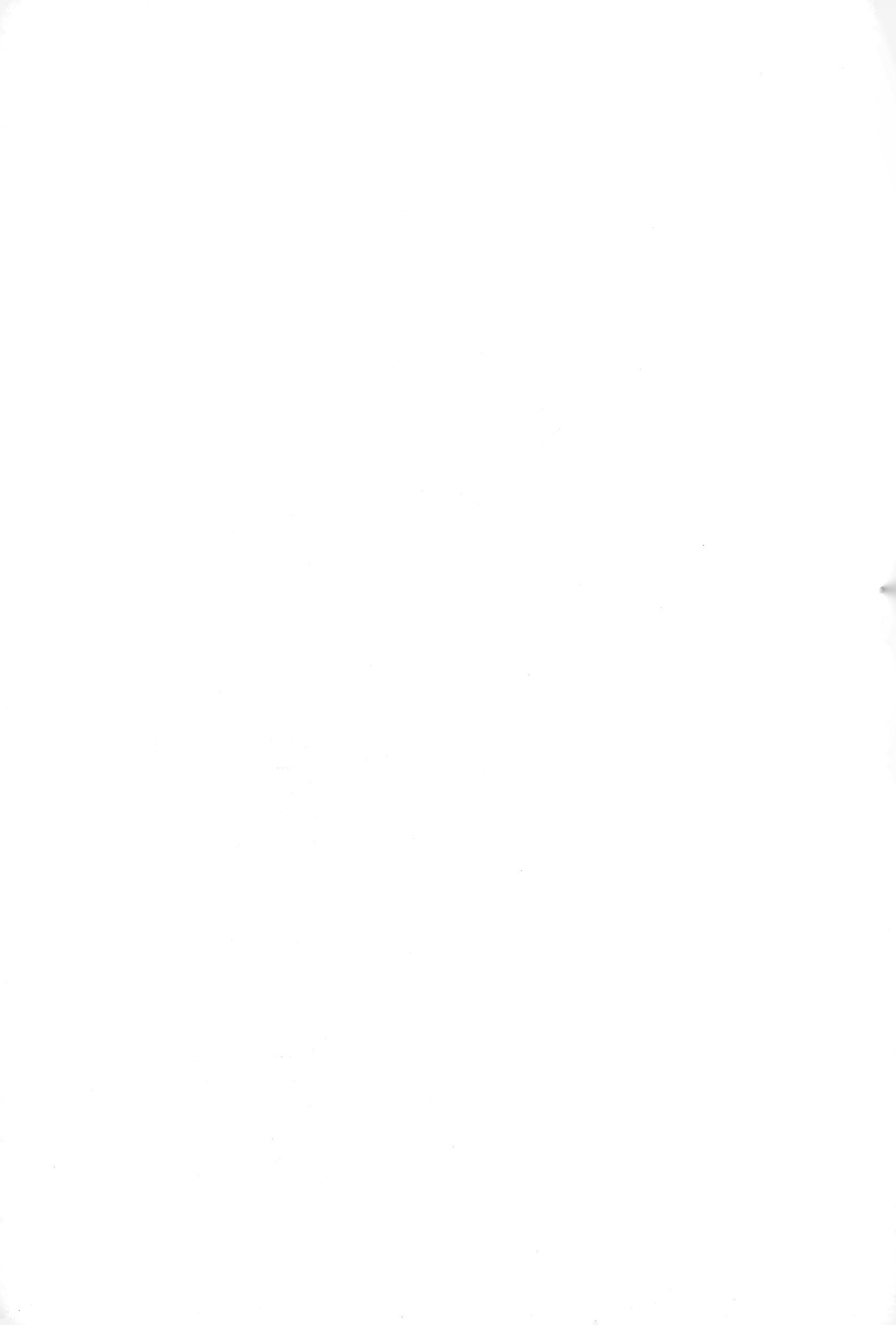